细胞病理学常见病例
诊断及鉴别诊断

主　编　曹跃华　杨　敏　赵澄泉

编　者　（以姓氏笔画为序）

王应霞　孙常莉　李再波　杨　敏

赵澄泉　曹跃华　解建军　潘国庆

北京科学技术出版社

图书在版编目（CIP）数据

细胞病理学常见病例诊断及鉴别诊断 / 曹跃华，杨敏，赵澄泉主编. —
北京：北京科学技术出版社，2017.4

ISBN 978-7-5304-8697-9

Ⅰ. ①细… Ⅱ. ①曹… ②杨… ③赵… Ⅲ. ①细胞学－病理学－
病案 Ⅳ. ① R361

中国版本图书馆 CIP 数据核字（2016）第 251740 号

细胞病理学常见病例诊断及鉴别诊断

主　　编：曹跃华　杨　敏　赵澄泉
责任编辑：周　珊
责任校对：贾　荣
责任印制：李　茗
封面设计：晓　林
图文设计：北京八度出版服务机构
出 版 人：曾庆宇
出版发行：北京科学技术出版社
社　　址：北京西直门南大街 16 号
邮政编码：100035
电话传真：0086-10-66135495（总编室）
　　　　　0086-10-66113227（发行部）0086-10-66161952（发行部传真）
电子信箱：bjkj@bjkjpress.com
网　　址：www.bkydw.cn
经　　销：新华书店
印　　刷：北京宝隆世纪印刷有限公司
开　　本：720mm×1000mm　1/16
字　　数：330 千字
印　　张：22
版　　次：2017 年 4 月第 1 版
印　　次：2017 年 4 月第 1 次印刷
ISBN 978-7-5304-8697-9/R · 2190

定　　价：300.00 元

主编简介

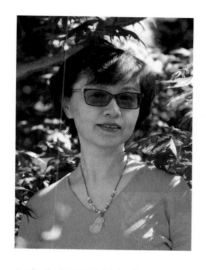

曹跃华　医学硕士，细胞病理技术专家（美国临床病理学会资格认证），高级细胞病理诊断师。美国细胞病理学会（ASC）、美国临床病理学会（ASCP）及加拿大医学实验科学学会（CSMLS）会员，中国医疗保健国际交流促进会海外顾问。

毕业于加拿大米切尔应用医学研究院细胞病理诊断专业及哈佛大学医学院高级细胞病理诊断专业培训班。多年来担任米切尔应用医学研究院细胞病理诊断专业临床指导教师。曾兼职于国际性医学诊断中心Gamma-Dynacare及Life Lab（MDS），承担细胞病理诊断工作。曾任昆明医科大学副教授及硕士研究生导师，曾应邀作为访问学者在比利时布鲁塞尔自由大学医学院做临床基础研究。现就职于加拿大多伦多大学医疗联合体多伦多全科医院细胞病理科，从事临床诊断、教学及实验室质量管理工作多年。

在国内外学术期刊发表过多篇学术论文。曾担任《细胞病理学诊断图谱及实验技术手册》《实用妇科细胞学教程》等学术专著主编，《女性生殖系统疑难病例——临床病理讨论》副主编，昆明医科大学本科选修课教材主编。主持过大量细胞病理诊断方面的网络教学、专题讲座及专业培训工作，编排及主讲了中国病理网络学院宫颈细胞病理学课程的部分章节的视频课程。多次应邀在国内医科大学及临床医院进行有关细胞病理学的学术交流、教学培训及临床指导。

杨敏 医学学士。曾任中国人民解放军总医院病理科细胞学室负责人，中华医学会病理学分会细胞病理学专业委员会委员。现任中国医疗保健国际交流促进会病理专业委员会副主任委员兼秘书长。

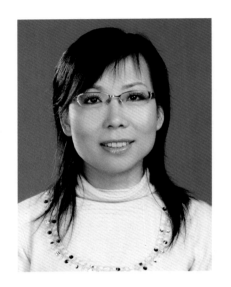

毕业于锦州医学院。2003年赴香港学习宫颈液基细胞学诊断，获SurePath液基细胞学诊断资格证书。

长期从事病理诊断工作，专业研究方向为细胞病理学诊断。为促进临床病理学发展及国内病理学专业技术水平的提高做了大量工作。主编《细胞病理学诊断图谱及实验技术》《妇科细胞病理学诊断与临床处理》《细针穿刺细胞学》《实用妇科细胞学教程》等学术专著，编写《非妇科脱落细胞学》，参编《女性生殖系疑难病例临床病理讨论》。

2006年与国内外病理友人共同创建华夏病理学网站（www.ipathology.cn），目前该网站在国内病理专业网站中点击率、影响力均名列前茅。2007年荣获中国人民解放军总后医技部嘉奖。

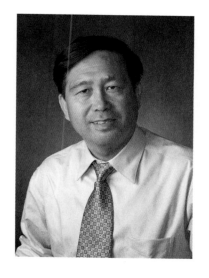

赵澄泉 医学博士，美国匹兹堡大学医学院教授，妇科病理学、乳腺病理学和细胞病理学专家，细胞病理学室共同主任。美国匹兹堡大学医学中心（UPMC）中国病理企业部主任。美国病理学家协会（CAP）、美国阴道镜及宫颈病理学会（ASCCP）、美国细胞病理学会（ASC）及多个美国病理学学会会员。

毕业于青岛医学院。曾于美国加州大学洛杉矶分校从事抗菌肽分子生物学研究，科研成果获3项美国国家专利局专利。曾于美国德雷塞尔（Drexel）大学医学院接受4年病理学训练，后在美国国防部部队病理学研究院（AFIP）完成1年的妇产科病理学和乳腺病理学专科训练，并在南加州大学（USC）专攻1年细胞病理学。2006年至今，在美国匹兹堡大学医学中心玛吉（Magee）妇产科医院从事乳腺病理学、妇产科外科病理学和细胞病理学的临床诊断、教学和科研工作。现作为共同研究者承担2个NIH-R01研究课题。兼任上海复旦大学附属妇产科医院、中国人民解放军总医院、中南大学湘雅医院、山西医科大学第二医院等多所国内大学和医院特聘或客座教授。

主要科研方向为妇科肿瘤的病理诊断、分子生物学、妇科宫颈细胞学、HPV的研究。担任约20家英文医学杂志编委或特约审稿人。主编《妇科细胞病理学诊断与临床处理》《细针穿刺细胞病理学》《非妇科脱落细胞病理学》《乳腺病理诊断和鉴别诊断》《实用妇科细胞学教程》等学术专著。担任国内多部医学专著的翻译或主审。已发表医学论文160余篇、论文摘要120篇。受邀参加科研会议报告和讲课近百次。

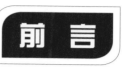

前　言

　　本书是《细胞病理学诊断图谱及实验技术》（2009年第1版，2014年第2版）的姐妹篇，侧重于细胞病理学的临床应用，通过对各系统常见的个案病例的分析和讨论，旨在使读者通过模拟临床实践的方式学习病例，从而达到掌握细胞病理学理论知识，提高临床专业诊断技能的目的。

　　本书包含了宫颈脱落细胞学、非宫颈细胞学及细针穿刺细胞学三大部分内容，精选了上百个病例，几乎涵盖了细胞病理学各系统的常见病及部分疑难病。在每个病例的编排上，改变了以往临床病例书籍中先知道诊断结果再剖析诊断思路的传统格式，而是让读者带着问题学习，临床信息→诊断选择→形态描述→正确诊断结果及细胞学形态特征→鉴别诊断→学习小结，依序而行，环环紧扣。为便于对照学习，大多数病例均有相对应的组织形态学图片和（或）样本细胞包埋形态学图片，力图把典型的课堂教学形式应用于专业书籍中，使读者在阅读中能主动思维、层层递进，使阅读更具有趣味性及挑战性。

　　本书选用了近千幅清晰的典型图片，包括一些有箭头标注的教学式图片，力求图文并茂，对于细胞病理学临床诊断工作者、初学者、在校学生及其他相关专业人员均是有益的学习和参考教材。

　　近10多年来，我国细胞病理学诊断及实验技术受到了越来越多的临床医师的认可和重视，伴随着专科水平的不断提高，细胞病理学的影响力已遍及全国各地医院，特别是液基制片技术的应用更是大大地推动了国内细胞病理学的发展。宫颈癌的筛查检测有效地降低了宫颈癌的发生，其细胞诊断技术的应用在我国已初具规模；在大城市的中心医院，非宫颈细胞学及细针穿刺细胞学诊断技术已很普及。然而，我国仍然缺乏规范化的细胞病理学诊断技术的培训。现有的细胞病理学工作者大多为组织病理医师兼任或为其他专业人员改行从事，因此，不少细胞病理学工作者的临床诊断技术水平仍然跟不上临床各科的期望，具实用性的细胞病理学工具书或教材类书籍仍然有较大的需求，《细胞病理学常见病例诊断及鉴别诊断》一书正为此而生。期待本书有助于读者对日常细胞病理学工作中遇到的实际病例的正确判读及专业水平的提高，若能达到此效果，作者将感到无比欣慰。感谢全国各地的细胞学工作者对《细胞病理学诊断图谱及实验技术》的厚爱，也希望大家能一如既往地喜欢这本姐妹篇——《细胞病理学常见病例诊断及鉴别诊断》。希望本书能为细胞病理学工作者丰富专业技能提供生动而实用的素材。

祝中国细胞病理学的发展蒸蒸日上！

曹跃华

2017年1月

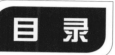

目 录

第一部分　宫颈脱落细胞学病例

第二部分　非宫颈细胞学病例

第一部分
宫颈脱落细胞学病例

病例1

病史

女性，45岁，常规宫颈检查，宫颈刷取样本，液基制片，巴氏染色（图1-1-1，1-1-2）。

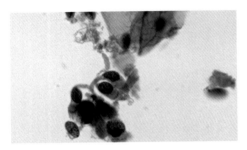 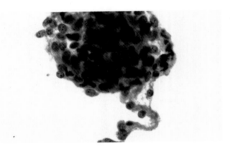

图1-1-1　宫颈取样（液基制片，巴氏染色，高倍①）

图1-1-2　宫颈取样（液基制片，巴氏染色，高倍）

诊断选择

A. 子宫内膜腺癌

B. 高级别鳞状上皮内病变（HSIL）

C. 上皮内病变阴性（NILM），子宫下段组织碎片

D. 小细胞癌

显微镜下的形态

如图1-1-1、1-1-2，细胞体积小，为小细胞群及立体团状的细胞，细胞核质比较高，核染色质深而分布均匀，在团状聚集的细胞中央，细胞排列密集，而周围有梭形的细胞包绕，细胞间的变异性不大。

---

① 高倍：＞20×；中倍：20×；低倍：＜20×。

细胞学最终诊断

上皮内病变阴性（NILM），子宫下段组织碎片（图1-1-3）

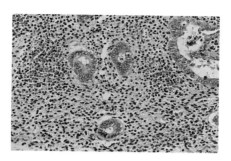

图1-1-3　上皮内病变阴性（子宫下段组织切片，HE染色，高倍）

细胞形态学特征

◆ 大小不等的组织碎片，管状腺体。

◆ 成分有腺细胞、间质细胞及基质细胞。

◆ 形态一致的圆形、椭圆形或梭形细胞。

◆ 均匀分布的细颗粒状染色质，核拥挤，胞质少。

◆ 偶见有丝分裂。

◆ 毛细血管贯穿片段组织。

鉴别诊断

◆ 高级别鳞状上皮内病变（HSIL，图1-1-4）：小细胞的高级别鳞状上皮内病变可酷似子宫下段组织碎片而致误诊。高级别鳞状上皮内病变细胞虽小，但体积仍大于子宫内膜细胞，通常为片状聚积而非三维立体结构，且核有明显异型。

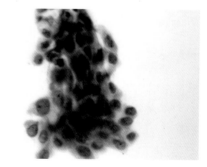

图1-1-4　高级别鳞状上皮内病变（宫颈取样，液基制片，巴氏染色，高倍）

◆ 鳞状细胞癌（图1-1-5）：一些低分化鳞状细胞癌与子宫下段组织碎片难以区分。但鳞状细胞癌细胞及细胞核的异型明显，深染的胞质及肿瘤素质有助于鉴别。

◆ 小细胞癌（图1-1-6）：小细胞癌的肿瘤细胞也可酷似子宫下段组织碎片细胞，但小细胞癌的细胞核更深染，有核镶嵌现象。

◆ 子宫内膜及宫颈的腺癌（图1-1-7，1-1-8）：宫颈腺癌细胞的核明显增大异型，核染色质粗大而分布不匀，核仁大，核膜不规则，明显胞质分泌空泡等，均有助于鉴别。

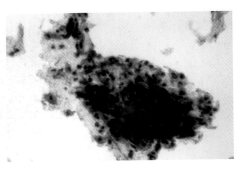

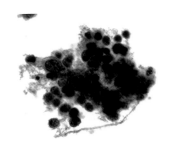

图1-1-5　鳞状细胞癌（宫颈取样，液基制片，巴氏染色，高倍）　　图1-1-6　小细胞癌（宫颈取样，液基制片，巴氏染色，高倍）

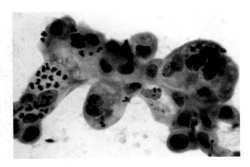

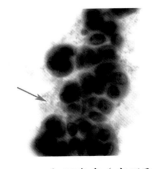

图1-1-7　子宫内膜腺癌（宫颈取样，液基制片，巴氏染色，高倍）　　图1-1-8　宫颈腺癌（宫颈取样，液基制片，巴氏染色，高倍）

学习要点

宫颈取样时，偶尔会在不经意间取到子宫下段组织碎片，甚至子宫内膜组织，原因可能是取样位置太深或宫颈异常短。其样本的细胞形态学特征为大片及小片状的腺体组织及间质，腺细胞与宫颈细胞十分相似，但细胞的排列较拥挤，核质比较高，核染色较深，还可见到有丝分裂活动，十分容易误读为鳞状上皮及腺上皮的恶性病变，区别的关键是评判细胞间的异型性及核的恶性特征是否存在。还要提到的是，传统涂片（图1-1-9，1-1-10）与液基制片（图1-1-11，1-1-12）的形态学特征有明显区别，在传统涂片中可见到大片状及管状结构；液基制片中仅能见到三维立体的细胞群及不十分明显的毛细血管贯穿现象（图1-1-9、1-1-11中的箭头所示），若见到纤毛则可排除恶性的可能（图1-1-12中的箭头所示纤毛）。

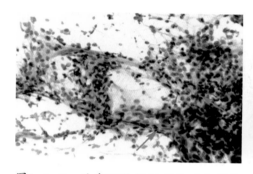

图1-1-9　子宫下段组织碎片（宫颈取样，传统涂片，巴氏染色，高倍）

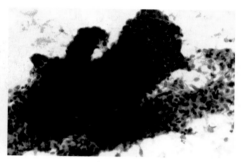

图1-1-10　子宫下段组织碎片（宫颈取样，传统涂片，巴氏染色，高倍）

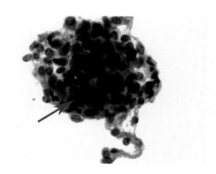

图1-1-11　子宫下段组织碎片（宫颈取样，液基制片，巴氏染色，高倍）

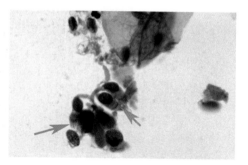

图1-1-12　子宫下段组织碎片（宫颈取样，液基制片，巴氏染色，高倍）

（曹跃华　杨　敏）

病例2

女性，55岁，绝经后5年，无病史记录，常规妇检，宫颈刷取样本，液基制片，巴氏染色（图1-2-1～1-2-4）。

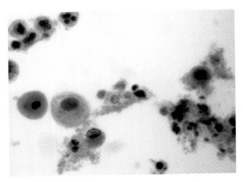

图1-2-1　宫颈取样（液基制片，巴氏染色，高倍）

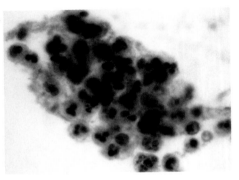

图1-2-2　宫颈取样（液基制片，巴氏染色，高倍）

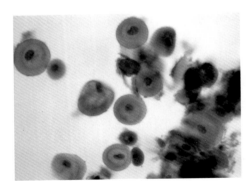

图1-2-3　宫颈取样（液基制片，巴氏染色，高倍）

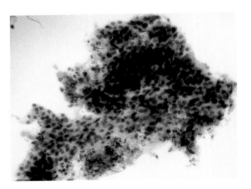

图1-2-4　宫颈取样（液基制片，巴氏染色，中倍）

诊断选择

    A. 上皮内病变阴性（NILM），萎缩性改变

    B. 子宫内膜腺癌

    C. 鳞状细胞癌

    D. 高级别鳞状上皮内病变（HSIL）

显微镜下的形态

    如图1-2-1～1-2-4，上皮细胞大小不一，有的为中层鳞状上皮细胞，有的为小的鳞状上皮细胞，有的细胞核大而深染，核质比有所增加，但染色质不清、分布均匀，且核膜光滑，背景可见部分炎性细胞及坏死组织。

细胞学最终诊断

    上皮内病变阴性（NILM），萎缩性改变（图1-2-5）

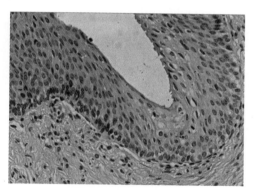

图1-2-5　上皮内病变阴性，萎缩性改变
（宫颈组织活检切片，HE染色，高倍）

细胞形态学特征

  ◆ 副基底层细胞为主，多呈散在、片状、成群聚集。

  ◆ 细胞核增大，染色质轻度深染，但细而分布均匀，核膜光滑，核质比增加。

  ◆ 有时因胞质溶解而出现裸核，如伴感染可见炎性背景。

鉴别诊断

◆ 高级别鳞状上皮内病变（HSIL，图1-2-6）：高级别鳞状上皮内病变的特征为细胞核大而异型，染色质粗大、分布不均匀，有时可见核仁，核质比明显增加，核膜明显不规则。

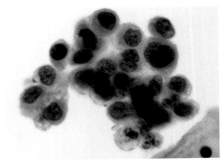

图1-2-6　高级别鳞状上皮内病变（宫颈取样，液基制片，巴氏染色，高倍）

◆ 鳞状细胞癌：萎缩性改变细胞的异型性及酷似肿瘤素质的炎性及坏死背景，可误读为鳞状细胞癌。仔细判读细胞核的恶性形态特征（图1-2-7，1-2-8）有助于区别。

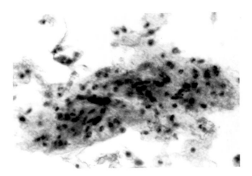

图1-2-7　鳞状细胞癌（宫颈取样，液基制片，巴氏染色，高倍）

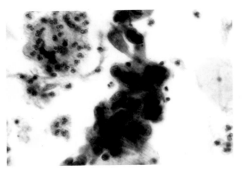

图1-2-8　鳞状细胞癌（宫颈取样，液基制片，巴氏染色，高倍）

学习要点

由于雌激素减少或缺乏，宫颈上皮细胞成熟不全或受阻，出现上皮细胞的萎缩性改变。萎缩状态可见于绝经后、产后及卵巢早衰等。上皮的萎缩可致细胞发生异型性改变，有时容易误读为高级别鳞状上皮内病变，背景的炎性及坏死改变可酷似肿瘤素质，又易误读为恶性改变，区别的关键是细胞核的形态特征。较难区别时，可建议临床采用雌激素治疗后再取样复查，或用HPV-DNA检测，以及立即做阴道镜检查和组织活检来区别。

（曹跃华　杨　敏）

病例3

病史

女性，28岁，阴道分泌物增多就诊，宫颈刷取样本，液基制片，巴氏染色（图1-3-1～1-3-4）。

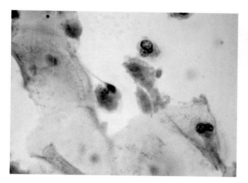

图1-3-1　宫颈取样（液基制片，巴氏染色，高倍）

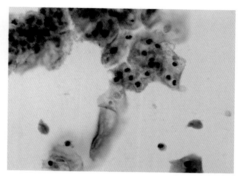

图1-3-2　宫颈取样（液基制片，巴氏染色，高倍）

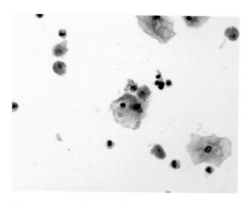

图1-3-3　宫颈取样（液基制片，巴氏染色，高倍）

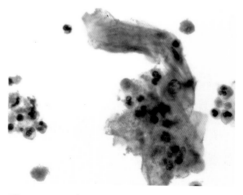

图1-3-4　宫颈取样（液基制片，巴氏染色，高倍）

诊断选择

A. 低级别鳞状上皮内病变（LSIL）

B. 上皮内病变阴性（NILM），萎缩性改变

C. 上皮内病变阴性（NILM），毛滴虫感染

D. 高级别鳞状上皮内病变（HSIL）

显微镜下的形态

如图1-3-1～1-3-4，轻度异型的鳞状上皮细胞，核稍增大，但染色质淡染，核质比不高，大量炎性细胞及坏死背景，在炎性背景中可见单个淡染的梨形小体，偏位中心核深染，胞质中见红色细颗粒样物。

细胞学最终诊断

上皮内病变阴性（NILM），毛滴虫感染

细胞形态学特征

◆ 15～30μm长的梨形小体。

◆ 淡染、核偏位。

◆ 嗜酸性颗粒样胞质。

学习要点

阴道毛滴虫感染是由寄生原虫——阴道毛滴虫引起的性传播疾病。患者可有阴道瘙痒、恶臭分泌物等症状，也可无症状。感染时鳞状上皮细胞可出现反应性炎性改变，可见核周的小空晕，有时可与人类乳头瘤病毒（HPV）感染的鳞状上皮细胞形态相混，核异型的不同有助于区别。毛滴虫的形态有时需与退变的白细胞、细胞碎屑、萎缩及退变的鳞状上皮细胞区别。若能见到清晰的核、嗜伊红染色的胞质颗粒或清晰的鞭毛，可以判读为毛滴虫（图1-3-5～1-3-8）。清晰的核是诊断毛滴虫的必要条件。

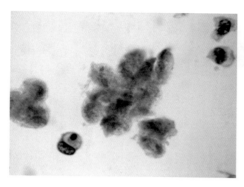

图1-3-5 阴道毛滴虫（宫颈取样，
液基制片，巴氏染色，高倍）

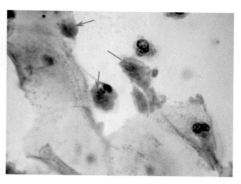

图1-3-6 阴道毛滴虫（宫颈取样，液
基制片，巴氏染色，高倍）

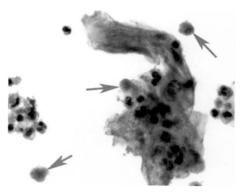

图1-3-7 阴道毛滴虫（宫颈取样，液
基制片，巴氏染色，高倍）

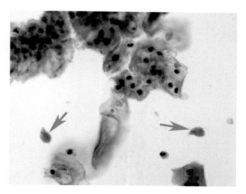

图1-3-8 阴道毛滴虫（宫颈取样，液
基制片，巴氏染色，高倍）

（曹跃华 孙常莉）

病例4

病史

女性，40岁，3年前诊断为低级别鳞状上皮内病变，现复查，宫颈刷取样本，液基制片，巴氏染色（图1-4-1~1-4-3）。

 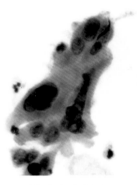

图1-4-1　宫颈取样（液基制片，巴氏染色，高倍）　图1-4-2　宫颈取样（液基制片，巴氏染色，高倍）

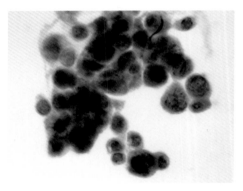

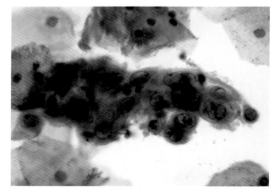

图1-4-3　宫颈取样（液基制片，巴氏染色，高倍）

诊断选择

A. 低级别鳞状上皮内病变（LSIL）

B. 高级别鳞状上皮内病变（HSIL）

C. 上皮内病变阴性（NILM），单纯疱疹病毒感染

D. 鳞状细胞癌

显微镜下的形态

如图1-4-1～1-4-3，可见异型的鳞状上皮细胞，多核，核拥挤镶嵌，核染色质淡染，为毛玻璃样，染色质边聚，核膜增厚，有的核内可见嗜酸性核内包涵体。

细胞学最终诊断

上皮内病变阴性（NILM），单纯疱疹病毒感染

细胞形态学特征

◆ 多核，核拥挤镶嵌，毛玻璃样核染色质。

◆ 染色质边聚，核膜增厚。

◆ 嗜酸性核内包涵体。

学习要点

单纯疱疹病毒感染由单纯疱疹病毒引起，被感染的鳞状上皮细胞表现为多核，伴有胞核增大，胞核拥挤镶嵌，毛玻璃样染色质，染色质聚集在核膜下而使核膜增厚，多呈嗜碱性。典型病变细胞特征为：多核、核镶嵌、染色质边缘化。偶见嗜伊红染色的核内包涵体，形状与其核相似。背景有较明显的急性炎性改变。疱疹病毒还可感染不成熟的鳞状上皮细胞、化生细胞以及宫颈腺细胞。病毒主要侵犯细胞核，细胞核的变化是诊断的关键。鉴别诊断包括炎性的多核柱状上皮细胞、化生细胞（图1-4-4）、多核巨噬细胞

（图1-4-5）、低级别鳞状上皮内病变（图1-4-6）及高级别鳞状上皮内病变（图1-4-7）。鉴别的关键是单纯疱疹的典型细胞形态学特征。

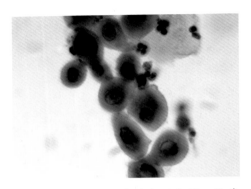

图1-4-4　化生细胞（宫颈取样，液基制片，巴氏染色，高倍）

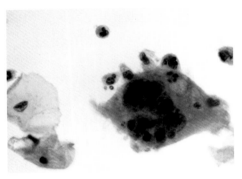

图1-4-5　多核巨噬细胞（宫颈取样，液基制片，巴氏染色，高倍）

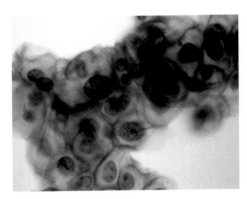

图1-4-6　低级别鳞状上皮内病变（宫颈取样，液基制片，巴氏染色，高倍）

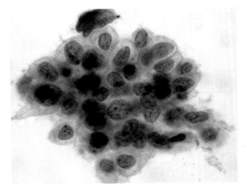

图1-4-7　高级别鳞状上皮内病变（宫颈取样，液基制片，巴氏染色，高倍）

（曹跃华　孙常莉）

病例5

病史

女性，45岁，常规妇检，末次月经不详，宫颈刷取样本，液基制片，巴氏染色（图1-5-1～1-5-4）。

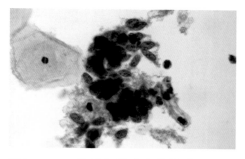

图1-5-1　宫颈取样（液基制片，巴氏染色，高倍）

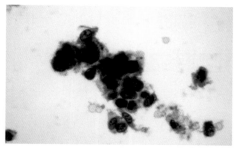

图1-5-2　宫颈取样（液基制片，巴氏染色，高倍）

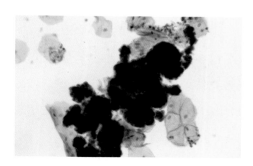

图1-5-3　宫颈取样（液基制片，巴氏染色，中倍）

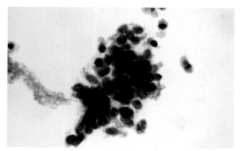

图1-5-4　宫颈取样（液基制片，巴氏染色，高倍）

诊断选择

A. 子宫内膜癌

B. 异型子宫内膜细胞，倾向肿瘤

C. 上皮内病变阴性（NILM），良性子宫内膜细胞

D. 宫颈原位腺癌（AIS）

显微镜下的形态

如图1-5-1～1-5-4，成熟的良性鳞状上皮细胞的背景下，见小簇状、片状及三维立体结构的腺细胞，细胞小而深染，核质比高，然而核染色质均匀，核膜未见不规则，可见规则的梭形细胞。

细胞学最终诊断

上皮内病变阴性（NILM），良性子宫内膜细胞

细胞形态学特征

- ◆ 小细胞，三维立体团簇及单个的小细胞。
- ◆ 细胞拥挤排列，胞质少，核质比高。
- ◆ 核深染，可见小核仁及核碎裂现象。
- ◆ 常伴有组织细胞及间质细胞。

鉴别诊断

- ◆ 高级别鳞状上皮内病变（HSIL，图1-5-5）：细胞虽小，但体积仍大于子宫内膜细胞，通常为片状聚积而非三维立体结构，且核有明显异型。
- ◆ 鳞状细胞癌（SCC，图1-5-6）：一些低分化鳞状细胞癌细胞与子宫内膜

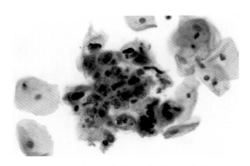

图1-5-5　高级别鳞状上皮内病变（宫颈取样，液基制片，巴氏染色，高倍）

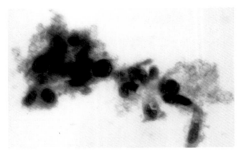

图1-5-6　鳞状细胞癌（宫颈取样，液基制片，巴氏染色，高倍）

细胞难以区分。颗粒状的碎片（肿瘤素质）易与正常的月经期宫颈取样中看到的颗粒状碎片混淆，但是核大而明显恶性特征有助于鉴别。

◆ 宫颈原位腺癌（AIS，图1-5-7）：有时宫颈原位腺癌细胞酷似团状的子宫内膜细胞，但宫颈原位腺癌细胞的柱状核及明显异型特征有助于区别。

◆ 小细胞癌（图1-5-8）：细胞类似于子宫内膜细胞，但核更深染，有核镶嵌，以及拥抱及拖尾现象，这在良性子宫内膜细胞中很少见。

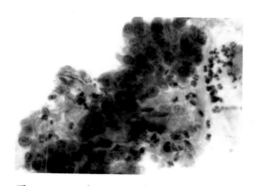

图1-5-7 宫颈原位腺癌（宫颈取样，液基制片，巴氏染色，高倍）

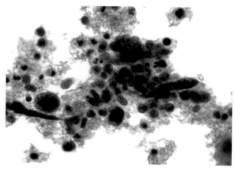

图1-5-8 小细胞癌（宫颈取样，液基制片，巴氏染色，高倍）

学习要点

月经周期第十二天之后子宫内膜细胞的脱落可能与子宫内膜炎、子宫内膜息肉或子宫内膜节育器有关。年轻女性异常脱落的子宫内膜细胞提示患腺癌的概率很小，因此，45岁以前的良性子宫内膜细胞的临床意义不大。子宫内膜细胞的形态有时很容易误读为高级别的上皮内病变及恶性肿瘤，造成过度诊断，或将恶性病变误诊为良性子宫内膜细胞而造成假阴性。细胞的异型性及核特征有助于区别。应特别注意与高级别鳞状上皮内病变、宫颈原位腺癌、鳞状细胞癌及小细胞癌相区别。此病例的子宫内膜组织活检为良性子宫内膜组织（图1-5-9）。

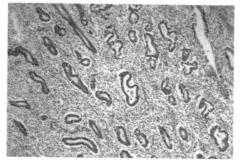

图1-5-9 良性子宫内膜组织（子宫内膜组织活检切片，HE染色，高倍）

在病例图中，图1-5-3展示了典型子宫内膜细胞的簇状外观，图1-5-2及图1-5-4见小而圆、排列拥挤的子宫内膜腺细胞，而图1-5-1见中央的拥挤的子宫内膜腺细胞及外周大小规则的梭形间质细胞。

（曹跃华　孙常莉）

病例6

病史

女性，48岁，月经周期第七天，既往无病史，常规宫颈刷取样本，液基制片，巴氏染色（图1-6-1～1-6-3）。

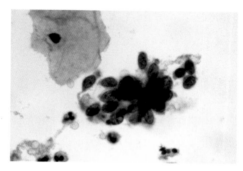

图1-6-1　宫颈取样（液基制片，巴氏染色，高倍）

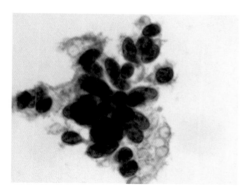

图1-6-2　宫颈取样（液基制片，巴氏染色，高倍）

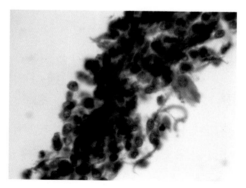

图1-6-3　宫颈取样（液基制片，巴氏染色，高倍）

诊断选择

A. 高级别鳞状上皮内病变（HSIL）

B. 上皮内病变阴性（NILM），良性子宫内膜细胞

C. 宫颈原位腺癌（AIS）

D. 小细胞癌

显微镜下的形态

如图1-6-1～1-6-3，散在或松散聚集的小细胞，核圆形或椭圆形，核质比高或仅见裸核，核形态大小规则，核染色质深染，细颗粒状，分布均匀。

细胞学最终诊断

上皮内病变阴性（NILM），良性子宫内膜细胞及间质细胞

细胞形态学特征

◆ 间质细胞常在月经期伴随子宫内膜腺细胞一起脱落。

◆ 间质细胞细胞较小，胞核圆形、卵圆形或肾形，有的胞核可呈梭形或纺锤形。

◆ 间质细胞核深染，染色质均匀分布，胞质很少，甚而只见裸核。

鉴别诊断

◆ 高级别鳞状上皮内病变（HSIL，图1-6-4）：子宫内膜间质细胞酷似高级别鳞状上皮内病变细胞，对初学者来说，很容易过度诊断，需仔细分析其核特征进行鉴别。间质细胞并无核染色质及核膜的异常，核形态十分规则而温和，且常与子宫内膜细胞并存；而高级别鳞状上皮内病变则有核的明显异型。

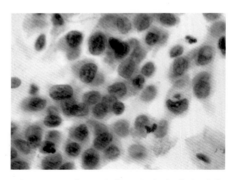

图1-6-4　高级别鳞状上皮内病变（宫颈取样，液基制片，巴氏染色，高倍）

◆ 宫颈原位腺癌（AIS，图1-6-5）：看到子宫内膜间质细胞的椭圆形核有可能误读为宫颈原位腺癌细胞而导致过度诊断。区别的关键是识别宫颈原

位腺癌的特征性核形态，具有异常核染色质的长条形核、栅栏状排列等。

学习要点

子宫内膜间质细胞常在月经期伴随子宫内膜腺细胞一起脱落。间质细胞（图1-6-1～1-6-3）分为表浅和深层两种，表浅间质细胞较小，胞核圆形、卵圆形或肾形，胞质很少。有时细胞深染，胞核形状不规整。深层间质细胞呈梭形或纺锤形。在鉴别诊断中主要是与恶性细胞相区别，包括高级别鳞状上皮内病变及宫颈原位腺癌，判断的关键为是否具有核的恶性特征。此病例的子宫内膜组织活检为良性子宫内膜组织（图1-6-6）。

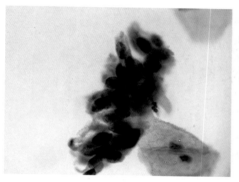

图1-6-5　宫颈原位腺癌（宫颈取样，液基制片，巴氏染色，高倍）

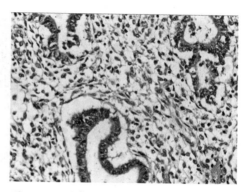

图1-6-6　良性子宫内膜组织（子宫内膜组织活检切片，HE染色，高倍）

（曹跃华　孙常莉）

病例7

　　女性,54岁，一年前宫颈细胞学检查为意义不明确的非典型鳞状细胞（ASC-US），现在复查，宫颈刷取样本，液基制片，巴氏染色（图1-7-1~1-7-4）。

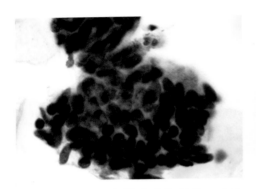

图1-7-1　宫颈取样（液基制片，巴氏染色，高倍）

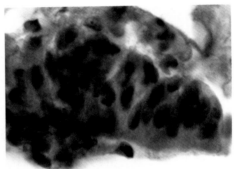

图1-7-2　宫颈取样（液基制片，巴氏染色，高倍）

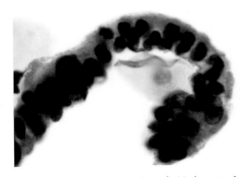

图1-7-3　宫颈取样（液基制片，巴氏染色，高倍）

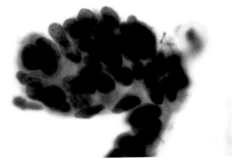

图1-7-4　宫颈取样（液基制片，巴氏染色，高倍）

诊断选择

　　A. 宫颈原位腺癌

B. 宫颈腺癌

C. 上皮内肿瘤病变阴性（NILM），良性宫颈腺上皮细胞

D. 高级别鳞状上皮内病变（HSIL）

显微镜下的形态

如图1-7-1～1-7-4，细胞为柱状腺上皮细胞，排列不规则，明显拥挤，呈栅栏状排列，细胞核增大，为椭圆形、长条形不等，核染色质深染，核仁不明显，核质比明显增高，未见纤毛，背景干净。

细胞学最终诊断

宫颈原位腺癌（图1-7-5）

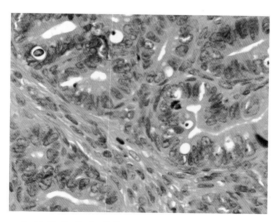

图1-7-5　宫颈原位腺癌（宫颈组织活检切片，HE染色，高倍）

细胞形态学特征

◆ 由柱状细胞排列成的深染、拥挤的细胞群，腺样分化。

◆ 带状、花环状、羽状外观。

◆ 细胞核深染、拥挤，栅栏状、假复层状排列。

◆ 核仁不明显，可见有丝分裂。

◆ 无肿瘤素质。

学习要点

在"病史"部分提供的图中，仔细观察细胞核的形态、大小及排列，仍可看出细胞大小不一，表现为长条形及椭圆形，有栅栏状排列并且拥挤，核染色质深染等异型性可提示异常的腺细胞。若细胞学较难肯定为腺原位癌，至少要注明"异型腺细胞，倾向于恶性肿瘤"。值得注意的是，此病例中细胞异型性不十分突出，很容易误认为是良性宫颈腺上皮细胞或良性子宫内膜细胞等。在液基制片中，有些腺细胞的异型性改变在低倍镜下不易引起注意，被误认为是良性细胞，从而造成假阴性诊断。任何排列不规则的细胞团都应在高倍镜下认真阅读，从核的排列、大小以及核染色质的改变等来做出诊断。

（曹跃华　杨　敏）

病例8

病史

女性，35岁，低级别鳞状上皮内病变（LSIL）病史，行宫颈环形电切术（LEEP）治疗后一年复查，宫颈刷取样本，液基制片，巴氏染色（图1-8-1～1-8-3）。

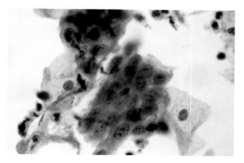

图1-8-1 宫颈取样（液基制片，巴氏染色，高倍）

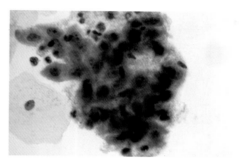

图1-8-2 宫颈取样（液基制片，巴氏染色，高倍）

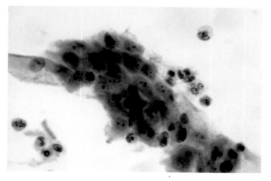

图1-8-3 宫颈取样（液基制片，巴氏染色，高倍）

诊断选择

A. 宫颈原位腺癌（AIS）

    B. 宫颈鳞状细胞癌

    C. 低级别鳞状上皮内病变（LSIL）

    D. 上皮内病变阴性（NILM）

显微镜下的形态

如图1-8-1～1-8-3，细胞为片状排列，流水样外观。细胞核稍增大，且有一定的变异，明显的多个核仁，细胞核轻度不规则、染色质淡染，核膜光滑，核质比不高。

细胞学最终诊断

上皮内病变阴性（NILM），上皮细胞的修复性改变（图1-8-4）

细胞形态学特征

◆ 细胞片状排列，流水样外观。

◆ 核增大且有一定变异，核仁大而有一定程度的不规则。

◆ 核染色质轻度加深或淡染，核仁明显，可见有丝分裂。

◆ 核膜光滑，核质比不高。

鉴别诊断

◆ 非角化型鳞状细胞癌：也可似片状排列，但同时有单个的肿瘤细胞，胞核不规则，染色质粗糙且分布不均，核仁及核膜不规则，有肿瘤素质。

◆ 宫颈腺癌：细胞呈三维立体结构，细胞间明显异型，核及核仁有明显恶性特征，核质比明显增加，胞质内可见分泌空泡。

学习要点

修复是上皮细胞对损伤的反应性变化，表层鳞状上皮细胞脱落，由基底层细胞再生填补缺失的上皮细胞。修复细胞脱落常单层排列，呈铺砖样，细胞间紧密联系，边界清楚，胞核具有极向，似流水样。胞核轻度增大，染色质轻度加深或淡染，核仁明显，核质比正常或轻度增加，偶见核分裂象。修复的上皮细胞很容易与低级别鳞状上皮内病变、高级别鳞状上皮内病变及宫颈原位腺癌鉴别，但有时酷似恶性肿瘤，特别容易误读为分化差的非角化型鳞状细胞癌（图1-8-5）或腺癌（图1-8-6），鉴别的关键是修复上皮细胞间为流水样的平铺排列，细胞与细胞间紧密相连（图1-8-1，1-8-3），细胞仅有轻度异型性，未见细胞核的恶性异型特征，有时可见炎性背景，但没有肿瘤素质中的坏死碎片。

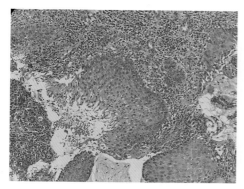

图1-8-4 良性宫颈组织修复性改变（宫颈组织活检切片，HE染色，高倍）

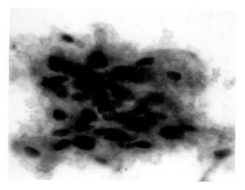

图1-8-5 非角化型鳞状细胞癌（宫颈取样，液基制片，巴氏染色，高倍）

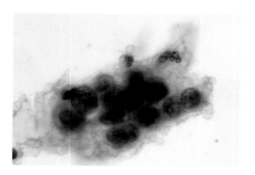

图1-8-6 宫颈腺癌（宫颈取样，液基制片，巴氏染色，高倍）

（曹跃华 解建军）

病例9

女性，56岁，宫颈癌放疗后4个月复诊，宫颈刷取样本，液基制片，巴氏染色（图1-9-1～1-9-4）。

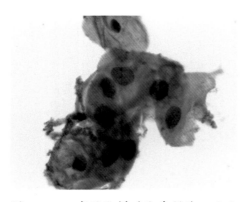

图1-9-1　宫颈取样（液基制片，巴氏染色，高倍）

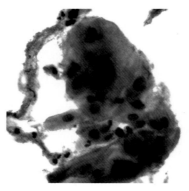

图1-9-2　宫颈取样（液基制片，巴氏染色，高倍）

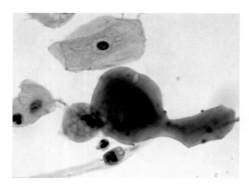

图1-9-3　宫颈取样（液基制片，巴氏染色，高倍）

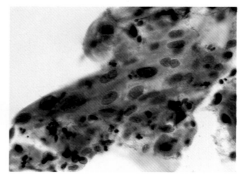

图1-9-4　宫颈取样（液基制片，巴氏染色，高倍）

诊断选择

A. 高级别鳞状上皮内病变（HSIL）

B. 低级别鳞状上皮内病变（LSIL）

C. 复发性宫颈鳞状细胞癌

D. 上皮内病变阴性（NILM），放疗引起的细胞改变

显微镜下的形态

如图1-9-1～1-9-4，细胞体积较正常细胞明显肿大，核质比不高，可见多个核，核染色深，但核染色质结构模糊，胞质内有大小不等的多个空泡。

细胞学最终诊断

上皮内病变阴性（NILM），放疗引起的细胞改变

细胞形态学特征

◆ 大而奇异的细胞。

◆ 多核，染色质细颗粒状或模糊深染。

◆ 核质比正常。

◆ 细胞质空泡及多染性。

鉴别诊断

◆ 单纯疱疹病毒感染引起的细胞改变：细胞增大及多核现象均见于放疗（图1-9-5）及单纯疱疹病毒感染（图1-9-6）引起的改变。感染单纯疱疹病毒的细胞表现为多核并伴有胞核增大，胞核拥挤镶嵌，毛玻璃样染色质，染色质边聚而核膜增厚，嗜酸性核内包涵体。放疗引起改变的细胞缺乏典型的疱疹病毒引起的毛玻璃核外观或嗜酸性核内包涵体（图1-9-7中的箭头所示）。

◆ 癌症复发（图1-9-8）：放疗所致的细胞改变，有时较难与复发性鳞状细胞癌和腺癌的细胞鉴别。鉴别的关键是复发性癌症有显著的核异型性，且染色质为粗大颗粒状，而不是模糊不清的深染，核质比高。

◆ 低级别鳞状上皮内病变（LSIL，图1-9-9）：低级别鳞状上皮内病变的细胞与放疗所致细胞均有核增大及多核现象，但前者染色质为颗粒状，而非模糊不清，核质比高，有时可见核周挖空现象。

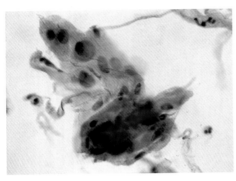

图1-9-5　放疗引起的细胞改变（宫颈取样，液基制片，巴氏染色，高倍）

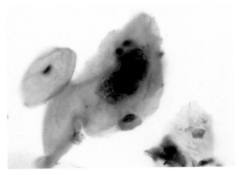

图1-9-6　单纯疱疹病毒感染引起的细胞改变（宫颈取样，液基制片，巴氏染色，高倍）

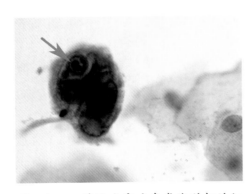

图1-9-7　单纯疱疹病毒感染引起的细胞改变（宫颈取样，液基制片，巴氏染色，高倍）

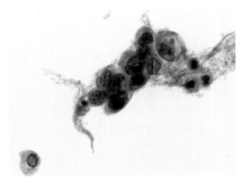

图1-9-8　复发性鳞状细胞癌（宫颈取样，液基制片，巴氏染色，高倍）

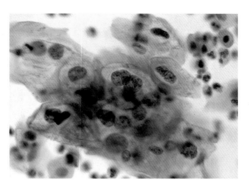

图1-9-9　低级别鳞状上皮内病变（宫颈取样，液基制片，巴氏染色，高倍）

（学习要点）

　　放疗引起的细胞改变，形态上的多核现象有时与疱疹病毒所致的改变相似，而核的异型性也酷似复发的恶性肿瘤细胞和上皮内病变的细胞，在判读上有必要加以鉴别。放疗所致的大细胞、良性的核异型、空泡及多染性胞质，以及正常的核质比是细胞形态学上识别的关键，且放疗史有助于诊断，宫颈组织活检可进一步确诊（图1-9-10）。

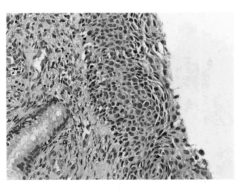

图1-9-10　宫颈放疗后良性改变（宫颈组织活检切片，HE染色，高倍）

（曹跃华　杨　敏）

病例10

病史

女性，41岁，一年前曾植入宫内节育器（IUD），年度妇科检查，宫颈刷取样本，液基制片，巴氏染色（图1-10-1～1-10-4）。

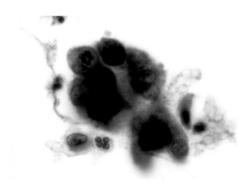

图1-10-1　宫颈取样（液基制片，巴氏染色，高倍）

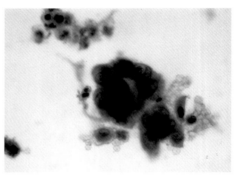

图1-10-2　宫颈取样（液基制片，巴氏染色，高倍）

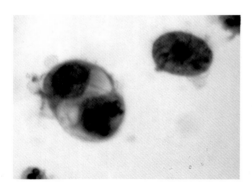

图1-10-3　宫颈取样（液基制片，巴氏染色，高倍）

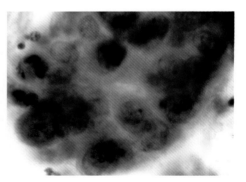

图1-10-4　宫颈取样（液基制片，巴氏染色，高倍）

诊断选择

A. 上皮内病变阴性（NILM），良性子宫内膜细胞

B. 腺癌

C. 宫颈原位癌

D. 高级别鳞状上皮内病变（HSIL）

显微镜下的形态

如图1-10-1～1-10-4，三维立体状的腺样空泡状细胞，细胞小，胞质较少，核有一定异型，背景干净。

细胞学最终诊断

上皮内病变阴性（NILM），与宫内节育器有关的反应性细胞改变

细胞形态学特征

◆ 细胞轻度异型。

◆ 胞质变性空泡。

◆ 细胞核质比高。

◆ 炎症背景，也可见多核细胞和巨细胞形成。

学习要点

与宫内节育器有关的反应性细胞改变的鉴别诊断包括高级别鳞状上皮内病变（图1-10-5）、子宫内膜细胞癌（图1-10-6）及腺癌（图1-10-7）等。其反应性细胞是一类有一定异型性的子宫内膜细胞，可见丰富的胞质，含变性空泡（图1-10-8中的红箭头所示），有的细胞甚至被大空泡取代，核增大、深染，核仁可见，核质比较高，这些改变均属良性。有时，与子宫内节育器有关的细胞变化在形态上很难与腺癌和高级别鳞状上皮内病变区别，特别是当病灶细胞很少时更难判断。宫内节育器植入史及临床病史十分重要，组织

活检及细胞学随访追踪也是防止漏诊或过度诊断的重要手段。与宫内节育器有关的细胞异型性在阴道镜下宫颈活检为良性鳞状上皮，可见上皮不典型增生。此病例结合病史、组织活检阴性，证明为IUD引起反应性子宫内膜细胞改变。

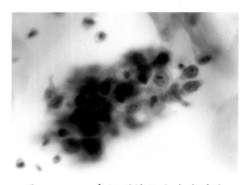

图1-10-5　高级别鳞状上皮内病变（宫颈取样，液基制片，巴氏染色，高倍）

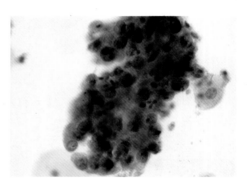

图1-10-6　子宫内膜细胞癌（宫颈取样，液基制片，巴氏染色，高倍）

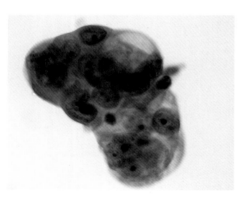

图1-10-7　腺癌（宫颈取样，液基制片，巴氏染色，高倍）

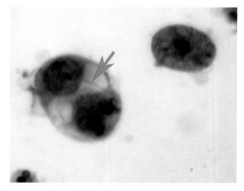

图1-10-8　与宫内节育器有关的反应性细胞改变（宫颈取样，液基制片，巴氏染色，高倍）

（曹跃华　解建军）

病例11

病史

　　女性，60岁，既往高级别鳞状上皮内病变（HSIL）病史，行宫颈环形电切术（LEEP）半年后复查，宫颈刷取样本，液基制片，巴氏染色（图1-11-1~1-11-4）。

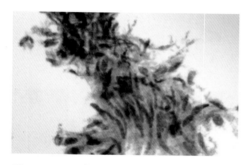

图1-11-1　宫颈取样（液基制片，巴氏染色，高倍）

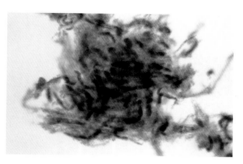

图1-11-2　宫颈取样（液基制片，巴氏染色，高倍）

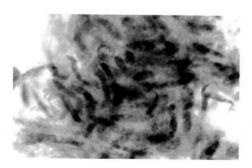

图1-11-3　宫颈取样（液基制片，巴氏染色，高倍）

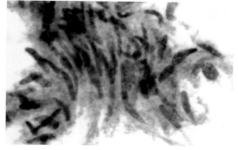

图1-11-4　宫颈取样（液基制片，巴氏染色，高倍）

诊断选择

　　A. 梭形细胞肿瘤

　　B. 宫颈原位腺癌（AIS）

C. 上皮内病变阴性（NILM）

D. 鳞状细胞癌（SCC）

显微镜下的形态

如图1-11-1～1-11-4，梭形细胞群，细胞及核形状、大小一致，细胞核呈梭形、椭圆形，核染色质细颗粒状，分布均匀，核仁不明显，血性背景。

细胞学最终诊断

上皮内病变阴性（NILM，图1-11-5）

学习要点

样本中所展示的细胞为梭形细胞，但核结构温和，未见恶性细胞特征，结合病史及治疗方法，在宫颈环形电切术后取样中，刷取到了肌层组织而展示部分的肌纤维细胞，仔细评判核的结构，避免误读为恶性细胞。主要应与宫颈原位腺癌（图1-11-6）及鳞状细胞癌（图1-11-7）相鉴别。

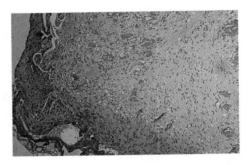

图1-11-5　上皮内病变阴性（宫颈环形电切术后宫颈组织活检切片，HE染色，高倍）

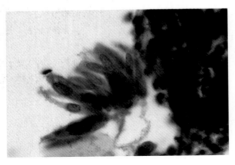

图1-11-6　宫颈原位腺癌（宫颈取样，液基制片，巴氏染色，高倍）

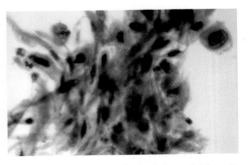

图1-11-7　鳞状细胞癌（宫颈取样，液基制片，巴氏染色，高倍）

（曹跃华　解建军）

病例12

病史

女性，27岁，首次做妇检，宫颈刷取样本，液基制片，巴氏染色（图1-12-1～1-12-4）。

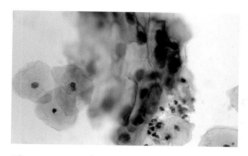

图1-12-1 宫颈取样（液基制片，巴氏染色，高倍）

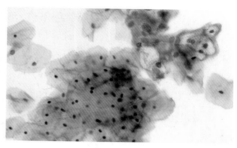

图1-12-2 宫颈取样（液基制片，巴氏染色，中倍）

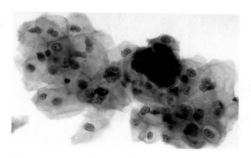

图1-12-3 宫颈取样（液基制片，巴氏染色，高倍）

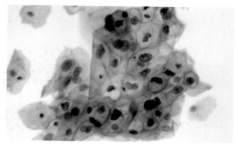

图1-12-4 宫颈取样（液基制片，巴氏染色，高倍）

诊断选择

A. 反应性鳞状上皮细胞

B. 反应性宫颈腺细胞

C. 意义不明确的非典型鳞状细胞（ASC-US）

D. 低级别鳞状上皮内病变（LSIL）

显微镜下的形态

如图1-12-1～1-12-4，成熟的异型鳞状上皮细胞，中等大小，核大而异型，核体积为周围正常中间层鳞状上皮细胞核的4倍以上，核染色质轻度粗颗粒状且深染，核膜不规则，核周见明显的挖空现象，有的细胞质见过度角化。

细胞学最终诊断

低级别鳞状上皮内病变（LSIL，图1-12-5，1-12-6）

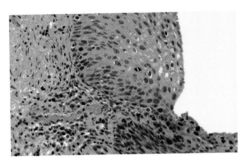 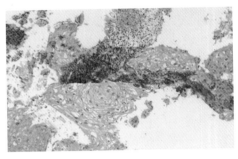

图1-12-5　低级别鳞状上皮内病变（宫颈组织活检切片，HE染色，高倍）

图1-12-6　低级别鳞状上皮内病变（细胞包埋，HE染色，高倍）

细胞形态学特征

◆ 细胞常成团或片状排列，也可单个散在。

◆ 核大而异型，核膜不规则。

◆ 核染色质轻微粗糙而深染。

◆ 核周挖空现象。

◆ 可有角化不全。

鉴别诊断

◆ 反应性鳞状上皮细胞（图1-12-7）：任何原因，如感染、修复等均可引起鳞状上皮细胞的反应性变化，显示核增大及异型，但其核增大仅为正常中间层鳞状上皮细胞核的2倍，且核染色质浅，核膜光滑，可见核仁，缺乏低级别鳞状上皮内病变的核异型特征。

◆ 鳞状上皮细胞的非特异性核周空晕（图1-12-8中的箭头所示）：某些感染，如真菌、滴虫等，上皮细胞也可出现类似挖空细胞的核周空腔现象，区别的关键是低级别鳞状上皮内病变具有明显的细胞核异型性。

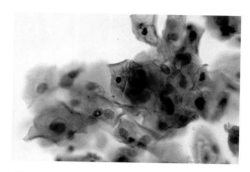

图1-12-7 反应性鳞状上皮细胞（宫颈取样，液基制片，巴氏染色，高倍）

学习要点

低级别鳞状上皮内病变（图1-12-9）由各种高危型或低危型HPV感染所致，诊断的关键是胞核增大，大小约为正常中间层鳞状上皮细胞核的3倍以上。胞核异型性明显，深染，染色质分布均匀，胞质成熟，为中层或表层鳞状上皮细胞的胞质。注意与各种因素所致的反应性鳞状上皮细胞鉴别，鉴别的关键是细胞的明显核异型性。

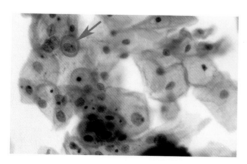

图1-12-8 鳞状细胞的非特异性核周空晕（宫颈取样，液基制片，巴氏染色，高倍）

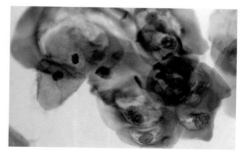

图1-12-9 低级别鳞状上皮内病变（宫颈取样，液基制片，巴氏染色，高倍）

（曹跃华 杨 敏）

病例13

病史

女性，24岁，宫颈常规妇检，宫颈刷取样本，液基制片，巴氏染色（图1-13-1～1-13-4）。

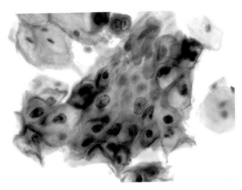

图1-13-1　宫颈取样（液基制片，巴氏染色，高倍）

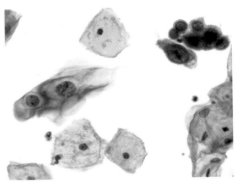

图1-13-2　宫颈取样（液基制片，巴氏染色，高倍）

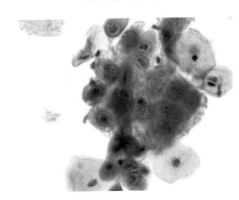

图1-13-3　宫颈取样（液基制片，巴氏染色，高倍）

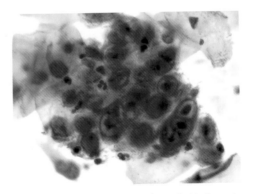

图1-13-4　宫颈取样（液基制片，巴氏染色，高倍）

诊断选择

A. 低级别鳞状上皮内病变（LSIL）

B. 单纯疱疹病毒感染

C. 低级别鳞状上皮内病变（LSIL）及单纯疱疹病毒感染

D. 意义不明确的非典型鳞状细胞（ASC-US）

显微镜下的形态

如图1-13-1～1-13-4成熟的宫颈鳞状上皮细胞，可见胞核增大，且有异型，有的核增大、核染色质粗而深染，形成明显的挖空细胞；有的细胞则出现核染色质边集聚，而胞核呈玻璃样淡染，有的可见深染的核内包涵体。

细胞学最终诊断

低级别鳞状上皮内病变（LSIL）及单纯疱疹病毒感染

细胞形态学特征

低级别鳞状上皮内病变

◆ 细胞常成团或片状排列，也可单个散在。

◆ 核大而异型，核膜不规则。

◆ 核染色质轻微粗糙而深染。

◆ 核周挖空现象。

◆ 可有角化不全。

单纯疱疹病毒感染

◆ 多核，核拥挤镶嵌，毛玻璃样核。

◆ 染色质边聚，核膜增厚。

◆ 嗜酸性核内包涵体。

学习要点

低级别鳞状上皮内病变（图1-13-5）及单纯疱疹病毒感染同时并存的病例极其少见，此病例为人类乳头瘤病毒及单纯疱疹病毒同时感染同一个体，在诊断中各自的细胞形态特征均十分典型，注意避免将单纯疱疹病毒感染简单误认为低级别鳞状上皮内病变而导致漏诊。鉴别诊断参阅相关病例。注意单纯疱疹病毒感染的多核，核拥挤镶嵌（图1-13-6中的红箭头所示），毛玻璃样核（图1-13-7中的黑箭头所示）及染色质边聚，核膜增厚，嗜酸性核内包涵体（图1-13-7、1-13-8中的蓝箭头所示）。图1-13-6中的黄箭头所示为人类乳头瘤病毒感染的细胞。

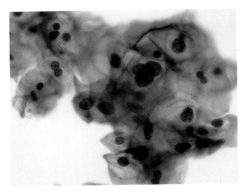

图1-13-5　低级别鳞状上皮内病变（宫颈取样，液基制片，巴氏染色，高倍）

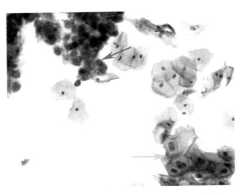

图1-13-6　低级别鳞状上皮内病变及单纯疱疹病毒感染（宫颈取样，液基制片，巴氏染色，高倍）

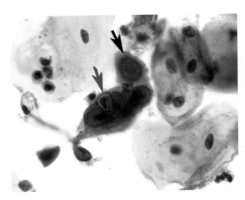

图1-13-7　单纯疱疹病毒感染（宫颈取样，液基制片，巴氏染色，高倍）

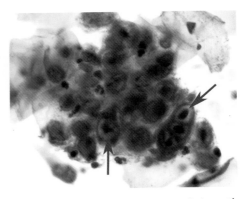

图1-13-8　低级别鳞状上皮病变及单纯疱疹病毒感染（宫颈取样，液基制片，巴氏染色，高倍）

（曹跃华　杨　敏）

病例14

病史

女性，35岁，首次宫颈抹片样本，宫颈刷取样本，液基制片，巴氏染色（图1-14-1~1-14-3）。

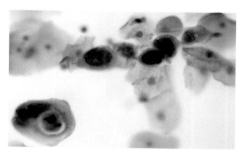

图1-14-1 宫颈取样（液基制片，巴氏染色，高倍）

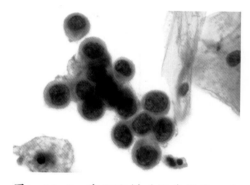

图1-14-2 宫颈取样（液基制片，巴氏染色，高倍）

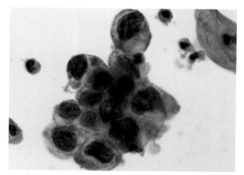

图1-14-3 宫颈取样（液基制片，巴氏染色，高倍）

诊断选择

A. 上皮内病变阴性（NILM），萎缩性改变

B. 高级别鳞状上皮内病变（HSIL）

C. 上皮内病变阴性（NILM）

D. 上皮内病变阴性（NILM），子宫内膜细胞

显微镜下的形态

如图1-14-1~1-14-3，细胞片状密集排列或散在分布，细胞核异型性明显，染色质粗颗粒状，核膜不规则，胞质浓染，核质比高。

细胞学最终诊断

高级别鳞状上皮内病变（HSIL，图1-14-4）

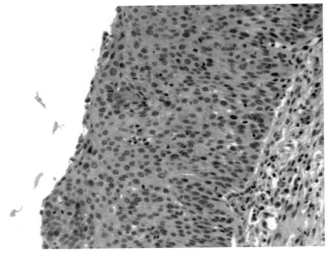

图1-14-4　高级别鳞状上皮内病变（宫颈组织活检切片，HE染色，高倍）

细胞形态学特征

◆ 细胞通常为不成熟的副基底细胞，可合胞体样成群和单个散在。

◆ 核大而明显异型性。

◆ 核染色质粗糙而深染。

◆ 核膜不规则。

鉴别诊断

◆ 鳞状上皮化生（图1-14-5）：化生细胞的核质比高，有时可被误判为高级别鳞状上皮内病变，但化生细胞间的异型性较小，核大小、形状规则，核染色质均匀，为细颗粒状，核膜十分光滑。

◆ 鳞状细胞癌（SCC，图1-14-6）：鳞状细胞癌的肿瘤细胞与高级别鳞状上皮内病变细胞有许多共同的细胞形态特征，但前者的核异型程度更高，且有肿瘤素质的存在。当然在某些情况下，仅靠细胞学是较难确定的。

◆ 萎缩性改变（图1-14-7）：萎缩性改变的细胞大多为不成熟的鳞状上皮细胞，可见核明显增大，核质比增加，甚而见裸核及核聚集，酷似高级别鳞状上皮内病变细胞，但萎缩改变的细胞核可变性胀大，核染色质均匀淡染，核膜十分光滑，核与核之间的变异性较小，这些特征有助于识别。若很难区别时，可建议临床用雌激素替代治疗后复查。

◆ 宫内节育器（IUD，图1-14-8）效应：宫内节育器因相关细胞核异型，也可能误诊为高级别鳞状上皮内病变，但与宫内节育器相关的异型细胞数较少，且细胞有明显的核仁及胞质的变性空泡，加之临床宫内节育器史，有助于区别。

◆ 组织细胞（图1-14-9）：组织细胞的大小与高级别鳞状上皮内病变细胞相似，且核染色质粗颗粒状，核膜不规则，也可能被误认为是高级别鳞状上皮内病变，区别的关键是肾形核及泡沫样胞质为组织细胞的特征。

◆ 脱落的子宫内膜细胞（图1-14-10）：因其深染的核及较高的核质比，有的聚集成群，很容易误判为高级别鳞状上皮内病变，但子宫内膜细胞体积较小，且细胞间的异型性

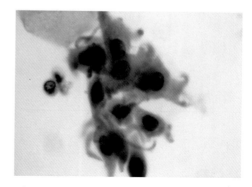

图1-14-5　鳞状上皮化生（宫颈取样，液基制片，巴氏染色，高倍）

较小，核膜光滑。

◆ 宫颈原位腺癌（AIS，图1-14-11）：宫颈原位腺癌的肿瘤细胞与高级别鳞状上皮内病变的细胞有共同的核异型，可是宫颈原位腺癌的柱状分化、羽毛状外观及玫瑰花结的形成均提示腺样起源而区别于高级别鳞状上皮内病变。

◆ 滤泡性宫颈炎（图1-14-12）：为大小不等的淋巴样细胞，常见于绝经后的女性，因染色质粗糙深染而容易与高级别鳞状上皮内病变混淆，但其细胞较高级别鳞状上皮内病变细胞小，且可见易染体巨噬细胞及浆细胞的炎性背景。

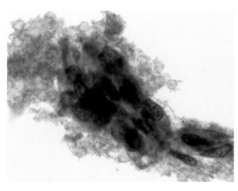

图1-14-6 鳞状细胞癌（宫颈取样，液基制片，巴氏染色，高倍）

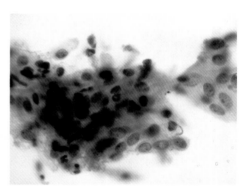

图1-14-7 萎缩性改变（宫颈取样，液基制片，巴氏染色，高倍）

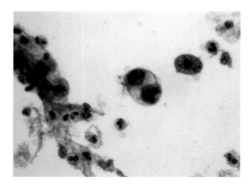

图1-14-8 与宫内节育器相关细胞（宫颈取样，液基制片，巴氏染色，高倍）

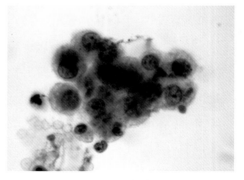

图1-14-9 组织细胞（宫颈取样，液基制片，巴氏染色，高倍）

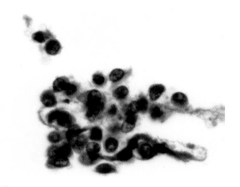

图1-14-10　子宫内膜细胞（宫颈取样，液基制片，巴氏染色，高倍）

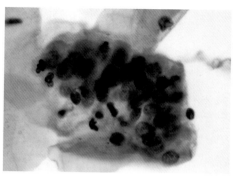

图1-14-11　宫颈原位腺癌（宫颈取样，液基制片，巴氏染色，高倍）

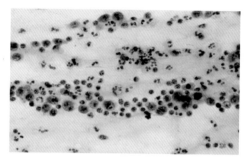

图1-14-12　滤泡性宫颈炎（宫颈取样，液基制片，巴氏染色，高倍）

学习要点

　　绝大多数高级别鳞状上皮内病变的患者均与HPV高危病毒感染有关。高级别鳞状上皮内病变细胞通常是不成熟的鳞状上皮细胞，病变细胞可以是单个散在，也可聚集成群称为合胞体状，特征性的改变是核增大深染，明显异型，核质比较低级别鳞状上皮内病变细胞明显增加，核的大小为正常中层鳞状上皮细胞核的3倍以上，这是区别良恶性的标准之一。有的良性改变，如化生上皮细胞及萎缩性上皮细胞常被新手误读为高级别鳞状上皮内病变而导致过度诊断，注意其核的异型性较高级别鳞状上皮内病变细胞小得多。因此，核的异型性及核质比的高低是鉴别良恶性的关键。

（曹跃华　孙常莉）

病例15

女性，36岁，常规妇检，宫颈刷取样本，液基制片，巴氏染色（图1-15-1～1-15-3）。

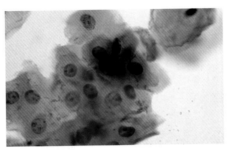

图1-15-1 宫颈取样（液基制片，巴氏染色，高倍）

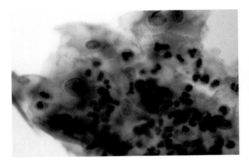

图1-15-2 宫颈取样（液基制片，巴氏染色，高倍）

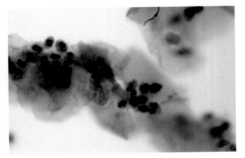

图1-15-3 宫颈取样（液基制片，巴氏染色，高倍）

诊断选择

A. 低级别鳞状上皮内病变（LSIL）

B. 上皮内肿瘤病变阴性（NILM）

C. 高级别鳞状上皮内病变（HSIL）

D. 意义不明确的非典型鳞状细胞（ASC-US）

显微镜下的形态

如图1-15-1～1-15-3，可见表层及中间层的鳞状上皮细胞，部分细胞的胞核体积稍增大，核质比轻度增加，但核形态温和。

细胞学最终诊断

上皮内肿瘤病变阴性（NILM），鳞状上皮细胞反应性改变

细胞形态学特征

◆ 细胞具有轻度异型性。

◆ 细胞核体积轻度增大，核质比轻度增加。

◆ 核染色质均匀而淡染，核膜光滑。

学习要点

许多生物的或机械因素的刺激均可引起鳞状上皮的反应性改变，引起细胞核体积增大，核质比增加，有时易误读为上皮内病变，因而应注意与低级别鳞状上皮内病变的区别。前者虽有胞核的增大，但其增大程度低于正常中间层鳞状上皮胞核的2倍，且核染色质淡染、核膜光滑。而低级别鳞状上皮内病变的核增大为正常中间层鳞状上皮胞核的4倍以上，且核深染并呈粗颗粒状，异型性明显，核质比明显增加（图1-15-4，1-15-5）。

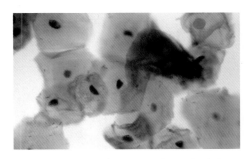

图1-15-4 正常鳞状上皮细胞（宫颈取样，液基制片，巴氏染色，高倍）

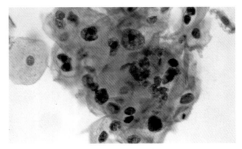

图1-15-5 低级别鳞状上皮内病变（宫颈取样，液基制片，巴氏染色，高倍）

（曹跃华 杨 敏）

49

病例16

病史

女性，21岁，常规妇检，宫颈刷取样本，液基制片，巴氏染色（图1-16-1～1-16-3）。

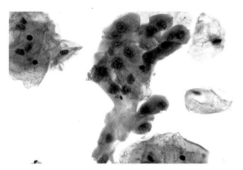

图1-16-1　宫颈取样（液基制片，巴氏染色，高倍）

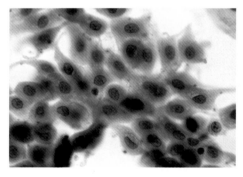

图1-16-2　宫颈取样（液基制片，巴氏染色，高倍）

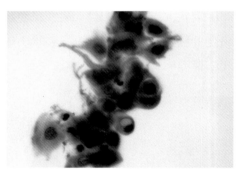

图1-16-3　宫颈取样（液基制片，巴氏染色，高倍）

诊断选择

A. 上皮内病变阴性（NILM）

B. 高级别鳞状上皮内病变（HSIL）

C. 鳞状细胞癌

D. 良性宫颈腺细胞

显微镜下的形态

如图1-16-1～1-16-3，细胞呈片状排列，细胞间胞质有蜘蛛状突起相连，胞界不清，轻度增高的核质比，核可见轻度异型性，染色质颗粒状均匀分布。

细胞学最终诊断

上皮内病变阴性（NILM），鳞状上皮化生性改变（图1-16-4）

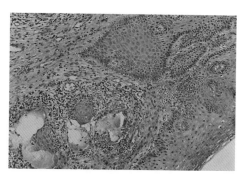

图1-16-4 上皮内肿瘤病变阴性，鳞状上皮化生（宫颈组织活检切片，HE染色，高倍）

学习要点

细胞学上，鳞状上皮化生是指未成熟的鳞状上皮细胞，由副基底层细胞组成；而在组织学上，所谓成熟的鳞状化生是指覆盖于宫颈腺体之上的成熟鳞状上皮，在细胞样本上很难识别。典型的鳞状化生细胞（图1-16-2，1-16-3）呈片状排列或三五成群，胞质有蜘蛛状突起，这些突起相互连接，可形象地描述为手拉手的副基底层细胞，使细胞的边界不清，细胞核十分温和，核体积稍大，因此，核质比较表层或者中间层鳞状上皮大得多，易被误读为高级别鳞状上皮内病变。与高级别鳞状上皮内病变鉴别的关键是核的异型特征，如图1-16-5中所示的核明显增大且异型，核质比很高；而鳞状化生细胞的核虽大，但细胞核的染色质及核膜十分温和。

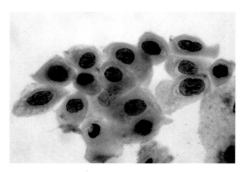

图1-16-5　高级别鳞状上皮内病变（宫颈取样，液基制片，巴氏染色，高倍）

（曹跃华　解建军）

病例17

病史

女性，55岁，一年前诊断为意义不明确的非典型鳞状细胞（ASC-US），宫颈刷取样本复查，液基制片，巴氏染色（图1-17-1～1-17-4）。

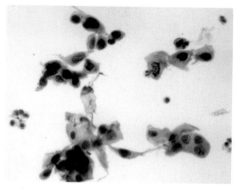

图1-17-1　宫颈取样（液基制片，巴氏染色，高倍）

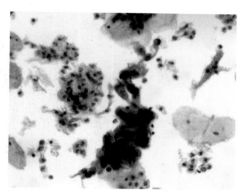

图1-17-2　宫颈取样（液基制片，巴氏染色，高倍）

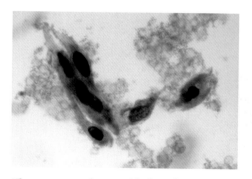

图1-17-3　宫颈取样（液基制片，巴氏染色，高倍）

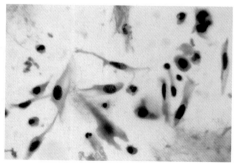

图1-17-4　宫颈取样（液基制片，巴氏染色，高倍）

诊断选择

A. 上皮内病变阴性（NILM）

B. 鳞状细胞癌

C. 宫颈原位腺癌

D. 高级别鳞状上皮内病变（HSIL）

显微镜下的形态

如图1-17-1～1-17-4，细胞单个散在，并有聚集的细胞群，细胞大小不等，明显异型，见圆形、棱形及多角形的细胞，核膜明显不规则，核染色质深染而粗糙，核质比高，有的异型细胞胞质明显角化，可见坏死性碎片及血性背景。

细胞学最终诊断

鳞状细胞癌（图1-17-5）

细胞形态学特征

◆ 具有高级别鳞状上皮内病变的细胞形态学特征。

◆ 大核仁，染色质粗大而分布不均。

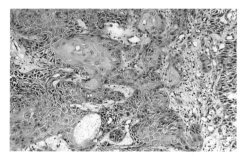

图1-17-5　鳞状细胞癌（宫颈组织活检切片，HE染色，高倍）

◆ 肿瘤素质（坏死性碎片及陈旧性出血）。

◆ 角化型鳞状细胞癌可见蝌蚪状或奇异形状的细胞；非角化型鳞状细胞癌则细胞质嗜碱性染色，细胞质较少，核质比很高。

鉴别诊断

◆ 萎缩性改变（图1-17-6）：绝经后萎缩性改变的样本，特别是伴有炎性改变时，最容易误读为鳞状细胞癌。萎缩性改变的良性细胞表现为大而深染的核及嗜酸性染色的橘黄色胞质，但其染色质通常模糊不清，且核膜通常较光滑。

◆ 反应性及修复的异型性（图1-17-7）：修复和鳞状细胞癌的细胞均可见大核仁及核分裂象，若存在血性背景可酷似非角化型鳞状细胞癌。修复细胞温和的染色质结构以及细胞间的水流样排列有助于鉴别。相反，核染色质的粗大不规则、细胞拥挤合胞现象以及细胞的奇异形状等，则应考虑鳞状细胞癌。

◆ 良性子宫内膜细胞（图1-17-8）：少数非角化型鳞状细胞癌因恶性细胞较小而不容易与子宫内膜癌相区别，有时月经期样本的血性成分与肿瘤素质十分相似。若找到细胞核分裂象，则应怀疑可能为鳞状细胞癌，细胞间的异型性以及核的异型性有助鉴别，当然临床病史也很重要。

◆ 高级别鳞状上皮内病变（HSIL，图1-17-9）：鳞状细胞癌（图1-17-10）不同于高级别鳞状上皮内病变的主要细胞学特征为突出的核仁以及肿瘤素质，可有助于鉴别。但要提醒的是，这两个特征并不是所有鳞状细胞癌的病例中都可见。

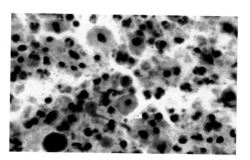

图1-17-6 萎缩性改变（宫颈取样，液基制片，巴氏染色，高倍）

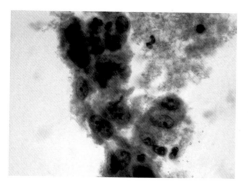

图1-17-7 反应性及修复的异型性（宫颈取样，液基制片，巴氏染色，高倍）

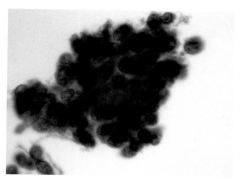

图1-17-8 良性子宫内膜细胞（宫颈取样，液基制片，巴氏染色，高倍）

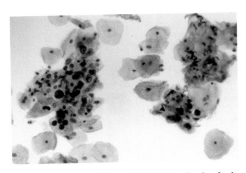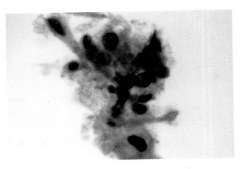

图1-17-9 高级别鳞状上皮内病变
（宫颈取样，液基制片，巴氏染色，高倍）

图1-17-10 鳞状细胞癌（宫颈取样，
液基制片，巴氏染色，高倍）

学习要点

　　鳞状细胞癌是宫颈最常见的恶性肿瘤，细胞形态学特征为在高级别鳞状上皮内病变细胞特征的基础上加上核的更明显的恶性特征及肿瘤素质，在诊断中应注意与高级别鳞状上皮内病变、萎缩性、反应性及修复的异型性，月经期的子宫内膜细胞，以及感染性改变（如寻常型天疱疮）相鉴别。鉴别的关键是鳞状细胞癌的肿瘤细胞核有明显的恶性特征。

（曹跃华　王应霞）

病例18

病史

女性，36岁，一年前妇检为阴性，现为常规妇检，宫颈刷取样本，液基制片，巴氏染色（图1-18-1～1-18-3）。

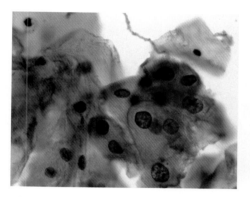

图1-18-1 宫颈取样（液基制片，巴氏染色，高倍）

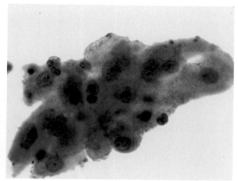

图1-18-2 宫颈取样（液基制片，巴氏染色，高倍）

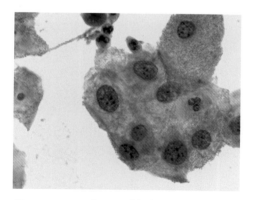

图1-18-3 宫颈取样（液基制片，巴氏染色，高倍）

诊断选择

A. 上皮内病变阴性（NILM）

B. 高级别鳞状上皮内病变（HSIL）

C. 意义不明确的非典型鳞状上皮细胞（ASC-US）

D. 低级别鳞状上皮内病变（LSIL）

显微镜下的形态

如图1-18-1~1-18-3，片状聚集的鳞状上皮细胞，胞核明显增大，核染色质粗颗粒状，核膜光滑而温和，偶见小核仁，未见核周空晕。

细胞学最终诊断

意义不明确的不典型鳞状上皮细胞（ASC-US）或低级别鳞状上皮内病变（图1-18-4）

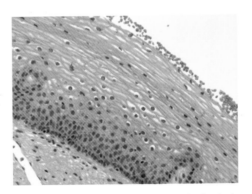

图1-18-4　低级别鳞状上皮内病变
（宫颈组织活检切片，HE染色，高倍）

学习要点

本例细胞形态学特征缺乏典型低级别鳞状上皮内病变（LSIL）的表现，在鉴别诊断时应与反应性良性鳞状上皮或腺上皮细胞区别，图1-18-5中的箭头所示的细胞核有明显异型性，粗颗粒状的染色质及增厚的核膜可提示低级别鳞状上皮内病变（LSIL）或意义不明确的不典型鳞状上皮细胞（ASC-US，图1-18-6），宫颈活检证实为低级别鳞状上皮内病变（LSIL）。

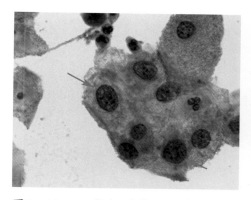

图1-18-5　低级别鳞状上皮内病变（宫颈取样，液基制片，巴氏染色，高倍）

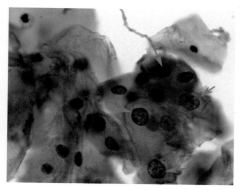

图1-18-6　低级别鳞状上皮内病变（宫颈取样，液基制片，巴氏染色，高倍）

（曹跃华　杨　敏）

病例19

病史

　　女性，23岁，常规妇检，宫颈刷取样本，液基制片，巴氏染色（图1-19-1～1-19-4）。

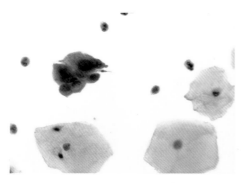

图1-19-1　宫颈取样（液基制片，巴氏染色，高倍）

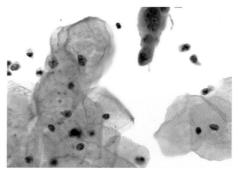

图1-19-2　宫颈取样（液基制片，巴氏染色，高倍）

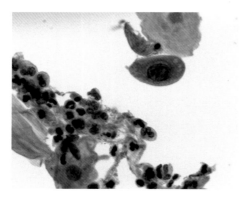

图1-19-3　宫颈取样（液基制片，巴氏染色，高倍）

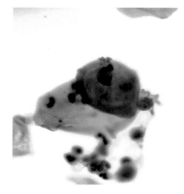

图1-19-4　宫颈取样（液基制片，巴氏染色，高倍）

诊断选择

A. 低级别鳞状上皮内病变（LSIL）

B. 高级别鳞状上皮内病变（HSIL）

C. 上皮内病变阴性（NILM）

D. 宫颈原位腺癌（AIS）

显微镜下的形态

如图1-19-1～1-19-4，样本见良性的鳞状上皮细胞、鳞状化生细胞及宫颈腺细胞，化生细胞核有轻度增大，有部分炎症细胞存在。

细胞学最终诊断

上皮内病变阴性（NILM，图1-19-5）

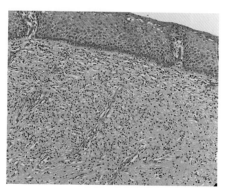

图1-19-5　上皮内病变阴性（宫颈组织活检切片，HE染色，高倍）

学习要点

虽然病史图（图1-19-1～1-19-4）中的单个细胞核增大，但与周围良性中间层上皮细胞核相比仍未超过3倍；图1-19-4中单个细胞虽有核周空晕，但核变化不明显，其核的改变并未达到低级别鳞状上皮内病变（图1-19-6）或高级别鳞状上皮内病变（图1-19-7）的评判标准。周围的炎性背景，是引起这些细胞非典型改变的因素，组织学证实为上皮内病变阴性，因此，需仔细评判这类细胞改变，防止过度诊断。

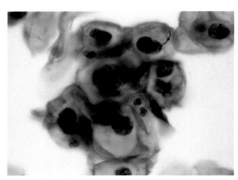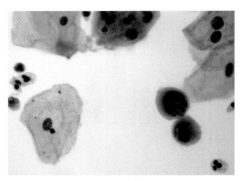

图1-19-6　低级别鳞状上皮内病变（宫颈取样，液基制片，巴氏染色，高倍）　图1-19-7　高级别鳞状上皮内病变（宫颈取样，液基制片，巴氏染色，高倍）

（曹跃华　杨　敏）

病例20

病史

女性，23岁，月经周期第六天，宫颈刷取样本，液基制片，巴氏染色（图1-20-1～1-20-3）。

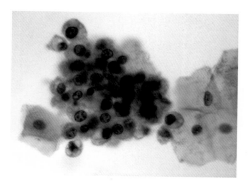

图1-20-1　宫颈取样（液基制片，巴氏染色，高倍）

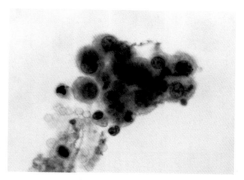

图1-20-2　宫颈取样（液基制片，巴氏染色，高倍）

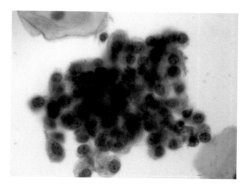

图1-20-3　宫颈取样（液基制片，巴氏染色，高倍）

63

诊断选择

    A. 子宫内膜腺癌

    B. 高级别上皮内病变细胞（HSIL）

    C. 宫颈腺癌

    D. 上皮内病变阴性（NILM），组织细胞

显微镜下的形态

如图1-20-1～1-20-3，细胞松散聚集，边界见单个细胞，核大而圆，染色质粗颗粒状，可见核仁，核膜光滑，胞质薄且呈泡沫状。

细胞学最终诊断

上皮内病变阴性（NILM），组织细胞

细胞形态学特征

◆ 组织细胞为单个分散或松散聚集成群。

◆ 细胞核圆形或肾形，可见核仁。

◆ 泡沫状胞质。

鉴别诊断

◆ 高级别鳞状上皮内病变（HSIL，图1-20-4）：组织细胞的粗颗粒状染色质及轻度增大的核质比有可能酷似高级别鳞状上皮内病变细胞。与高级别鳞状上皮内病变鉴别十分重要，可避免过度诊断。鉴别的要点为组织细胞核膜光滑、胞质呈泡沫状淡染，而高级别鳞状上皮内病变细胞核染色质深而不规则，核膜明显不规则，胞质有角化深染。

◆ 腺癌（图1-20-5）：聚集成群的组织细胞有时会被误读为腺癌细胞，注意组织细胞为松散聚集，胞质相互不融合，且胞界清楚，为泡沫样胞质，核规则；而腺癌细胞多为三维立体结构，细胞之间界限不清，胞质内可见分泌空泡，核有明显恶性特征。

学习要点

组织细胞常在月经周期的前半期伴随子宫内膜腺细胞一起脱落，但因细胞松散聚集成群、核仁明显、染色质粗颗粒状、胞质泡沫状，有时容易误读为高级别鳞状上皮内病变、宫颈原位腺癌（图1-20-6）、宫颈及子宫内膜腺癌。鉴别的关键是组织细胞间的异型性不大，核染色质虽有粗颗粒状，但核膜光滑，胞质呈小空泡状的泡沫样。而恶性细胞的核可见染色质粗而深染，且分布不均，核质比高，核膜明显不规则，腺癌呈分泌样胞质。高级别鳞状上皮内病变中明显核异型，部分胞质融合；宫颈腺癌细胞核增大异型，有突出的异型核仁、部分腺样排列及肿瘤素质；宫颈原位腺癌的大而异型的核及柱状细胞可区别于组织细胞。此病例宫颈组织活检为良性宫颈组织（图1-20-7）。

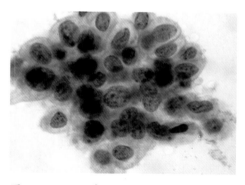

图1-20-4 高级别上皮内病变细胞（宫颈取样，液基制片，巴氏染色，高倍）

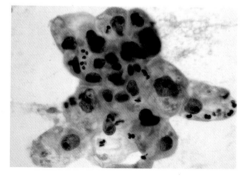

图1-20-5 腺癌（宫颈取样，液基制片，巴氏染色，高倍）

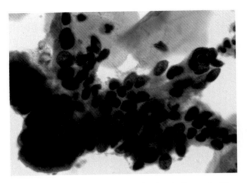

图1-20-6 宫颈原位腺癌（宫颈取样，
液基制片，巴氏染色，高倍）

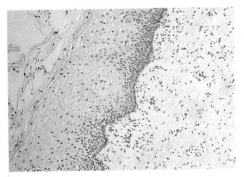

图1-20-7 良性宫颈组织（宫颈组织
活检切片，HE染色，高倍）

（曹跃华　杨　敏）

病例21

病史

女性，45岁，常规妇检，宫颈刷取样本，液基制片，巴氏染色（图1-21-1～1-21-4）。

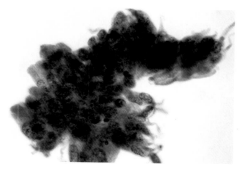

图1-21-1 宫颈取样（液基制片，巴氏染色，高倍）

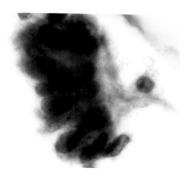

图1-21-2 宫颈取样（液基制片，巴氏染色，高倍）

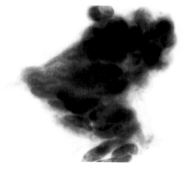

图1-21-3 宫颈取样（液基制片，巴氏染色，高倍）

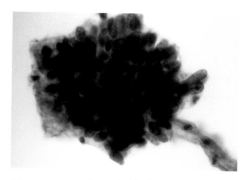

图1-21-4 宫颈取样（液基制片，巴氏染色，高倍）

诊断选择

A. 宫颈原位腺癌

B. 子宫内膜腺癌

C. 上皮内病变阴性（NILM）

D. 高级别鳞状上皮内病变（HSIL）

显微镜下的形态

如图1-21-1~1-21-4，细胞柱状，排列紊乱，复层排列，明显拥挤，细胞核椭圆形、明显拉长。核质比高，核染色质粗糙而深染，核之间为栅栏状排列，细胞团外周见羽毛状分布，胞质淡染，未见纤毛，背景干净。

细胞学最终诊断

宫颈原位腺癌（AIS，图1-21-5）

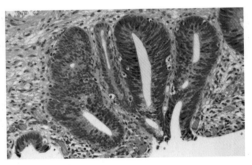

图1-21-5　宫颈原位腺癌（宫颈组织活检切片，HE染色，高倍）

细胞形态学特征

◆ 由柱状细胞排列成的深染、拥挤的细胞群，腺样分化。

◆ 带状、花环状、羽状外观。

◆ 细胞核深染、拥挤，呈栅栏状、假复层状排列。

◆ 核仁不明显，可见有丝分裂。

◆ 无肿瘤素质。

鉴别诊断

◆ 反应性及修复的宫颈腺细胞：其良性改变有时会被初学者误读为宫颈原位腺癌。与正常宫颈细胞（图1-21-6）比较，这些良性改变（图1-21-7）中出现核的异型性，如核增大、核质比轻度增加，但是核染色质为淡染，且可见突出的大核仁，相反，宫颈原位腺癌的细胞核大而深染，且仅见小核仁。

◆ 子宫内膜细胞：有的宫颈原位腺癌（图1-21-8）可酷似月经期的子宫内膜细胞，鉴别的关键是宫颈原位腺癌的细胞保存较好，且其羽状、花环状外观以及核分裂象有助于与子宫内膜细胞鉴别。

◆ 子宫下段组织碎片（LUS）：宫颈原位腺癌还与刷取的子宫下段的子宫内膜细胞（图1-21-9）以及子宫下段组织碎片（图1-21-10）十分相似而容易混淆，特别是均可见到有丝分裂象，有可能误读为宫颈原位腺癌而过度诊断。鉴别的依据是宫颈原位腺癌并无间质细胞的包绕，且细胞核的排列是不规则的，相反，子宫内膜细胞或子宫下段组织碎片的核排列则十分规则，并可见间质成分的包绕。

◆ 子宫内膜癌（图1-21-11）及宫颈腺癌（图1-21-12）：腺癌细胞的恶性特征更加明显，粗颗粒状的染色质及大而异型的核仁、分泌型胞质及肿瘤素质有别于宫颈原位腺癌。

◆ 输卵管上皮化生（图1-21-13）：细胞核大、深染，可呈多形性，有时可误读为宫颈原位腺癌。但输卵管上皮化生细胞呈柱状，可见纤毛和（或）终端小体有助区别。

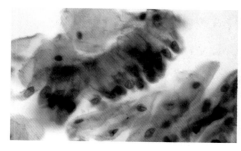

图1-21-6　正常宫颈细胞（宫颈取样，液基制片，巴氏染色，高倍）

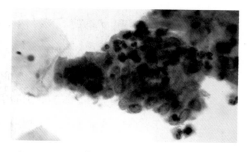

图1-21-7　良性宫颈细胞（宫颈取样，液基制片，巴氏染色，高倍）

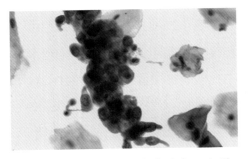

图1-21-8　宫颈原位腺癌（宫颈取样，液基制片，巴氏染色，高倍）

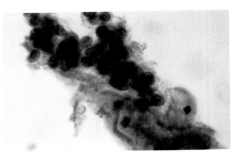

图1-21-9　子宫内膜细胞（宫颈取样，液基制片，巴氏染色，高倍）

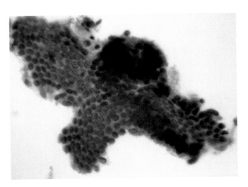

图1-21-10　子宫下段组织碎片（宫颈取样，液基制片，巴氏染色，高倍）

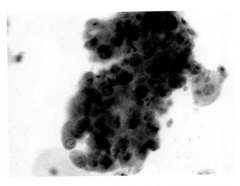

图1-21-11　子宫内膜腺癌（宫颈取样，液基制片，巴氏染色，高倍）

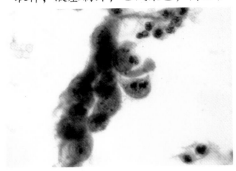

图1-21-12　宫颈腺癌（宫颈取样，液基制片，巴氏染色，高倍）

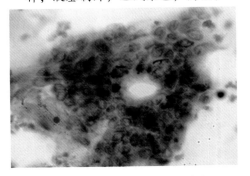

图1-21-13　输卵管上皮化生（宫颈取样，传统涂片，巴氏染色）

学习要点

　　宫颈原位腺癌被认为是宫颈腺癌的癌前病变，与宫颈腺癌在细胞形态上有许多相似之处。宫颈原位腺癌的细胞形态学特征为由柱状细胞排列成深染、拥挤的细胞群，为腺样分化，呈带状、花环状、羽状外观，细胞核深染、拥挤，呈栅栏状、假复层状排列，核仁不明显，可见有丝分裂，无肿瘤素质。鉴别诊断上应主要考虑区别于良性子宫内膜细胞以及反应性宫颈腺细胞，鉴别的关键是宫颈原位腺癌的特殊核特征与良性细胞的规则形态、轻度的异型性。

（曹跃华　杨　敏）

病例22

病史

女性，38岁，首次宫颈刷取样本，ThinPrep液基制片，巴氏染色（图1-22-1，1-22-2）。

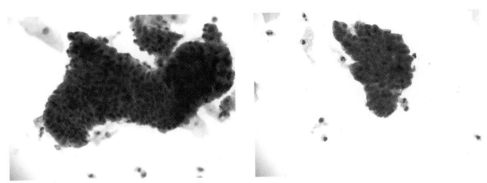

图1-22-1　宫颈取样（液基制片，巴氏染色，高倍）　　图1-22-2　宫颈取样（液基制片，巴氏染色，高倍）

诊断选择

A. 宫颈原位腺癌（AIS）

B. 高级别鳞状上皮内病变（HSIL）

C. 浸润性腺癌

D. 上皮内病变阴性（NILM），子宫内膜细胞

显微镜下的形态

如图1-22-1、1-22-2，细胞成三维立体的不规则团状，细胞排列紊乱，大小、形态不规则，核质比增高，核深染，核仁不明显。

细胞学最终诊断

宫颈原位腺癌（AIS，图1-22-3，1-22-4）

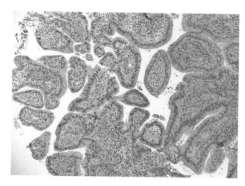 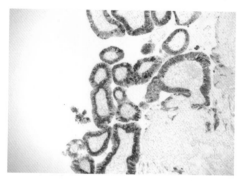

图1-22-3　宫颈原位腺癌（宫颈组织活检切片，HE染色，高倍）

图1-22-4　P16免疫组化广泛阳性

细胞形态学特征

◆ 细胞成团或条带状，为玫瑰花环状或羽毛状，细胞较拥挤。

◆ 细胞边界不清，可见胞质空泡，核质比高。

◆ 核细长，核膜较规则，核深染，染色质分布均匀或呈细颗粒状，核仁不明显，有丝分裂象不等。

鉴别诊断

◆ 反应性宫颈细胞：细胞呈蜂窝状或栅栏排列，具有均匀胞质，胞核小圆，相对均匀一致，核膜平整规则，核染色质均匀，可见明显核仁。

◆ 高级别鳞状上皮内病变（HSIL）：细胞片状密集排列，散在分布，核异型性明显，染色质粗颗粒状，核膜不规则，胞质深染，核质比高。然而，高级别鳞状上皮内病变中不会见到腺柱状分化和羽毛状结构。

◆ 鳞状上皮化生：化生细胞的核质比高，有时可误诊为宫颈原位腺癌，注意其细胞间的异型性较小，核大小、形状规则，核染色质均匀，细颗粒状，核膜十分光滑。

◆ 脱落的子宫内膜细胞：因其深染的胞核、较高的核质比，且有时细胞可聚集成群而误读为宫颈原位腺癌，但子宫内膜细胞体积较小，且细胞间的异型性不明显，核膜光滑规则，不会见到腺柱状分化和羽毛状。

◆ 输卵管上皮化生：细胞核大、深染，可呈多形性，有时可误读为宫颈原位腺癌。但输卵管上皮化生细胞呈柱状，可见纤毛和（或）终端小体。

◆ 浸润性腺癌：显著核仁和肿瘤素质的发现有利于浸润性腺癌的诊断。另外，在宫颈细胞学评估中，鉴别宫颈原位腺癌和浸润性腺癌两者的临床意义不大，因为患者需要阴道镜活检最终证实诊断。

学习要点

宫颈原位腺癌是原位肿瘤，没有浸润，一般比浸润性腺癌早发生10~15年。因为宫颈原位腺癌也与高危HPV感染相关，50%~60%的AIS患者可同时伴有宫颈上皮内瘤变（CIN）。巴氏细胞学评估宫颈原位腺癌不能排除浸润性腺癌，因此组织学检查是必要的。2012年更新后的指导方针建议所有巴氏细胞学判读为宫颈原位腺癌的女性，不论HPV检查结果如何，都应进行阴道镜检查及组织活检。在35岁及以上的女性中，因为子宫内膜病变的危险增加，应同时进行子宫内膜取样检查。本病例组织块切片证实为宫颈原位腺癌，且P16免疫组化广泛阳性。

（李再波　赵澄泉）

病例23

病史

　　女性，84岁，阴道出血，宫颈刷取样本，液基制片，巴氏染色（图1-23-1～1-23-3）。

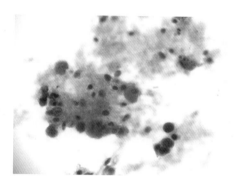

图1-23-1　宫颈取样（液基制片，巴氏染色，高倍）

图1-23-2　宫颈取样（液基制片，巴氏染色，高倍）

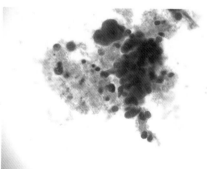

图1-23-3　宫颈取样（液基制片，巴氏染色，高倍）

诊断选择

　　A. 上皮内病变阴性（NILM）

 B. 高级别鳞状上皮内病变（HSIL）

 C. 腺癌

 D. 鳞状细胞癌

显微镜下的形态

  如图1-23-1～1-23-3，细胞为三维集群，呈腺状分化，细胞边界不清，细胞核大，核质比高，染色质深染并呈粗颗粒状，核仁较明显，可见明显的肿瘤素质。

细胞学最终诊断

  腺癌，透明细胞癌（图1-23-4，1-23-5）

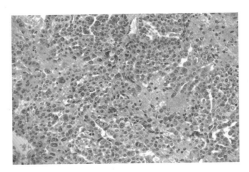

图1-23-4 透明细胞癌（细胞团块切片，HE染色，高倍）

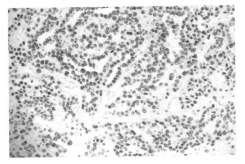

图1-23-5 HNFb免疫组化阳性

细胞形态学特征

 ◆ 细胞多为二维或三维集群，呈腺状分化，细胞边界不清。

 ◆ 细胞核大，核质比高，染色质深染并呈粗颗粒状，核仁较明显。

 ◆ 可见血性坏死肿瘤素质。

 ◆ HNFb免疫组化阳性。

鉴别诊断

 ◆ 反应性宫颈细胞：细胞呈蜂窝状或栅栏排列，具有均匀胞质，核小圆，均匀一致，核膜平整规则，核染色质均匀，可见显著核仁。

◆ 高级别鳞状上皮内病变（HSIL）：细胞片状密集排列，散在分布，核异型性明显，染色质粗颗粒状，核膜不规则，胞质深染，核质比高。然而，高级别鳞状上皮内病变中不会见到腺柱状分化、显著核仁及肿瘤素质。

◆ 鳞状上皮化生：化生细胞的核质比高，注意其细胞间的异型性较小，核大小、形状规则，核染色质均匀，细颗粒状，核膜十分光滑。

◆ 脱落的子宫内膜细胞：因其核深染及核质比较高，有的聚集成群，可误读为腺癌细胞。但子宫内膜细胞体积较小，且细胞间的异型性较小，核膜光滑，核仁不明显，没有肿瘤素质。

◆ 输卵管上皮化生：细胞核大而深染，可呈多形性，有时可误读为腺癌细胞。但输卵管上皮化生细胞中可见纤毛和（或）终端小体，无肿瘤素质。

◆ Arias-Stella反应：A-S反应一般由孕激素刺激引起，几乎均与怀孕有关。可引起宫颈腺上皮改变，但更常见于子宫内膜细胞反应性改变。细胞变大，形状不规则，胞核深染，胞质可见空泡，而误读为透明细胞癌。了解患者的怀孕史对诊断很有帮助。

◆ 宫颈原位腺癌（AIS）：宫颈原位腺癌细胞可以有羽毛状外观和玫瑰花团，但异型性较少及核仁不明显。肿瘤素质的存在有利于与浸润性腺癌鉴别。

◆ 鳞状细胞癌（SCC）：非角质化鳞状细胞癌有时很难与腺癌鉴别。但鳞状细胞癌细胞多为单个细胞或二维细胞群，细胞边界不清，核膜不规则，染色质分布不均，胞质较深染。

学习要点

一般来说，在巴氏涂片上做出腺癌的诊断就已足够，细胞团块切片免疫组化染色（HNFb，PAX-8）可帮助确诊。

透明细胞癌有时细胞大小相对一致，异型性不明显，不要误读为反应性改变，尤其是A-S反应。

（李再波　赵澄泉）

病例24

病史

女性，37岁，常规妇检，宫颈刷取样本，液基制片，巴氏染色（图1-24-1～1-24-4）。

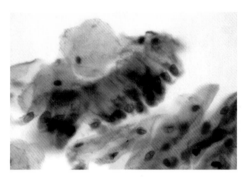

图1-24-1　宫颈取样（液基制片，巴氏染色，高倍）

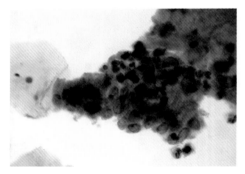

图1-24-2　宫颈取样（液基制片，巴氏染色，高倍）

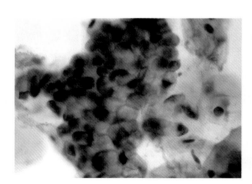

图1-24-3　宫颈取样（液基制片，巴氏染色，高倍）

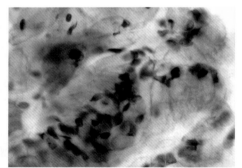

图1-24-4　宫颈取样（液基制片，巴氏染色，高倍）

诊断选择

A. 宫颈黏液型腺癌

B. 上皮内病变阴性（NILM），良性宫颈腺上皮细胞

C. 宫颈原位腺癌（AIS）

D. 非典型腺细胞（AGC）

显微镜下的形态

如图1-24-1～1-24-4，样本细胞丰富，见柱状上皮细胞及良性鳞状上皮细胞，柱状上皮细胞多见栅栏状排列，细胞间形态规则，核质比低，核圆形，染色质细颗粒样，见小核仁，核膜光滑，胞质丰富，其中含丰富黏液，可见刷状缘及纤毛。

细胞学最终诊断

上皮内病变阴性（NILM），良性宫颈腺上皮细胞

细胞形态学特征

◆ 细胞成团或单个散在，成团细胞呈现蜂窝状结构或栅栏状排列。

◆ 高柱状，胞核圆形或卵圆形，位于细胞基底部。

◆ 核仁可见，核膜光滑，染色质细而均匀分布。

◆ 分泌型细胞胞质丰富，可见分泌空泡。

◆ 纤毛型细胞表面具有纤毛，刷状缘。

学习要点

此病例要注意避免将胞质丰富的腺上皮细胞误读为宫颈原位癌。细胞排列的规则以及核温和一致的形态倾向于良性（图1-24-5～1-24-7）。若见刷状缘及纤毛则可确认为良性（图1-24-8中的黄箭头所示）。注意图中宫颈原位腺癌及宫颈腺癌的核异型（图1-24-9、1-24-10中的红箭头所示）。

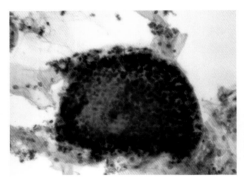

图1-24-5 良性宫颈腺上皮细胞（宫颈取样，液基制片，巴氏染色，高倍）

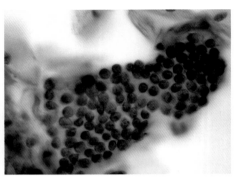

图1-24-6 良性宫颈腺上皮细胞（宫颈取样，液基制片，巴氏染色，高倍）

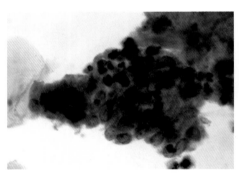

图1-24-7 良性宫颈腺上皮细胞（宫颈取样，液基制片，巴氏染色，高倍）

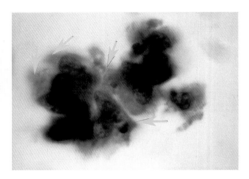

图1-24-8 反应性宫颈腺上皮细胞（宫颈取样，液基制片，巴氏染色，高倍）

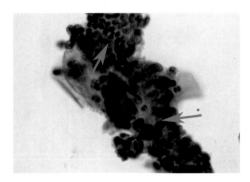

图1-24-9 宫颈原位腺癌（宫颈取样，液基制片，巴氏染色，高倍）

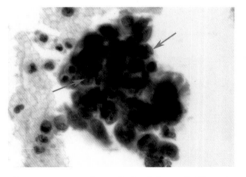

图1-24-10 宫颈腺癌（宫颈取样，液基制片，巴氏染色，高倍）

（曹跃华 杨 敏）

病例25

病史

女性,48岁,不规则阴道出血,宫颈刷取样本,液基制片,巴氏染色(图1-25-1~1-25-4)。

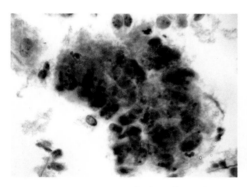

图1-25-1 宫颈取样(液基制片,巴氏染色,高倍)

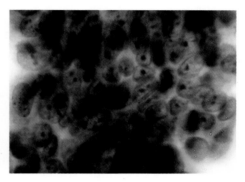

图1-25-2 宫颈取样(液基制片,巴氏染色,高倍)

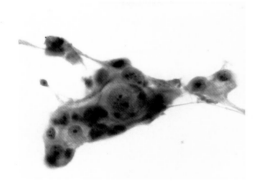

图1-25-3 宫颈取样(液基制片,巴氏染色,高倍)

图1-25-4 宫颈取样(液基制片,巴氏染色,高倍)

诊断选择

    A. 腺癌，倾向源于宫颈

    B. 腺癌，倾向源于子宫内膜

    C. 宫颈原位腺癌

    D. 上皮内病变阴性（NILM），反应性宫颈腺细胞

显微镜下的形态

如图1-25-1～1-25-4，细胞形状大小极不规则，呈片状及团状，明显恶性特征，细胞排列呈腺样结构，核大而不规则，突出的大核仁及多核仁，核染色质粗颗粒状、分布不均匀，细胞边界不清，可见分泌空泡，核质比明显增高，可见肿瘤素质。

细胞学最终诊断

腺癌，倾向源于宫颈

细胞形态学特征

    ◆ 细胞柱状，松散或成团。

    ◆ 大而圆的细胞核，突出的核仁，染色质粗大。

    ◆ 胞质丰富，边界不清，可见分泌空泡。

    ◆ 肿瘤素质。

鉴别诊断

    ◆ 子宫内膜腺癌（图1-25-5）：鉴别宫颈腺癌与子宫内膜腺癌可遵循两个原则：一是依照患者年龄，年老的患者子宫内膜癌的可能性较大；二是形态学特征，子宫内膜癌细胞较小而圆形，常单个脱落，呈小簇状及三维立体球团状，且常有组织细胞伴随。而宫颈腺癌（图1-25-1）细胞则多呈柱形以及片状排列，很少有组织细胞伴随。细胞学难以区别时，可做组织活检

确诊。

◆ 子宫外腺癌：包括来自阴道、卵巢、输卵管及其他部位的转移性腺癌。源于阴道的腺癌很罕见，常与妊娠期间用己烯雌酚（DES）有关；源于卵巢及输卵管的腺癌常伴有砂粒体的存在；而其他转移癌可依临床病史及干净背景来识别，且可做一系列免疫组化检测来确定。

◆ 非角化型鳞状细胞癌（图1-25-6）：非角化型鳞状细胞癌有时与宫颈腺癌十分相似，在形态学上的明确区分十分困难。

◆ 反应性宫颈腺细胞（图1-25-7）：反应性宫颈腺细胞，包括非典型修复，有时酷似宫颈腺癌，甚至在核的大小、形态上变化较腺癌更具欺骗性。识别的依据是良性宫颈腺细胞核膜薄而光滑，且细胞排列为片状、流水状，很少形成球团状，细胞间有较紧密的连接而少见单个细胞。相反，腺癌细胞核形态不规则，核膜增厚而不光滑，细胞可聚集成细胞团等。

◆ 宫颈原位腺癌（AIS，图1-25-8）：区别宫颈原位腺癌与宫颈腺癌有时不容易，甚至不可能。如有肿瘤素质的存在，瘤细胞核圆且有大核仁，则倾向腺癌。宫颈原位腺癌细胞的长条形核呈栅栏状，假复层样排列有助于鉴别。

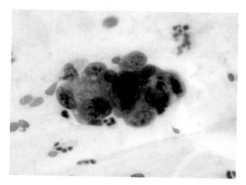

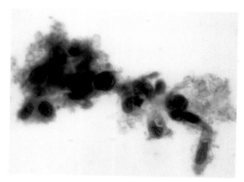

图1-25-5　子宫内膜腺癌（宫颈取样，液基制片，巴氏染色，高倍）

图1-25-6　非角化型鳞状细胞癌（宫颈取样，液基制片，巴氏染色，高倍）

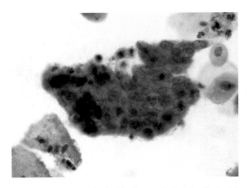

图1-25-7 反应性宫颈腺细胞（宫颈取样，液基制片，巴氏染色，高倍）

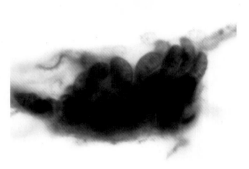

图1-25-8 宫颈原位腺癌（宫颈取样，液基制片，巴氏染色，高倍）

学习要点

　　宫颈腺癌大多与HPV的感染有关。宫颈腺癌的肿瘤细胞形态具有宫颈原位腺癌的部分特征，并有明显的恶性细胞特征（即侵袭性）。癌细胞散在分布，单个癌细胞比较多见，也可松散聚集成团或立体细胞群，癌细胞可保持柱状或立方状。胞核明显增大，呈长圆形，拥挤重叠排列，染色质粗大、分布不均，核仁明显增大，胞质丰富、边界不清，可见分泌空泡，核质比明显增高。有时还可见多核癌细胞，病理性核分裂象，存在肿瘤素质。再次强调，判读宫颈腺癌的标准：在宫颈原位腺癌的基础上，出现明显的恶性细胞特征。细胞核大而圆，伴有染色质分布不均，核仁明显增大（重要特征）以及肿瘤素质，高度考虑为浸润性宫颈腺癌。宫颈黏液腺癌细胞常排列成片状，高分化的宫颈黏液腺癌由具丰富的泡沫状胞质、位于基部的细胞核的柱状细胞组成。这种高分化的宫颈黏液腺癌有时很难与反应性的宫颈腺细胞区分，核的恶性特征是识别的关键。在鉴别诊断中最重要的是与良性反应性宫颈腺细胞区别而避免不足诊断或过度诊断。

（曹跃华　杨　敏）

病例26

病史

　　女性，58岁，绝经后8年，近2个月见阴道少量流血，宫颈刷取样本，液基制片，巴氏染色（图1-26-1～1-26-4）。

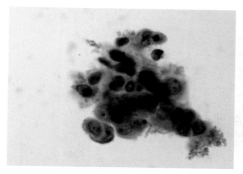

图1-26-1　宫颈取样（液基制片，巴氏染色，高倍）

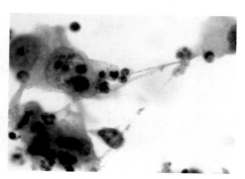

图1-26-2　宫颈取样（液基制片，巴氏染色，高倍）

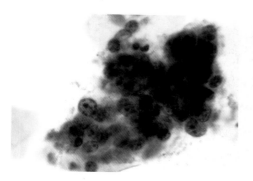

图1-26-3　宫颈取样（液基制片，巴氏染色，高倍）

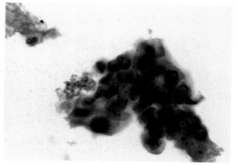

图1-26-4　宫颈取样（液基制片，巴氏染色，高倍）

诊断选择

　　A. 上皮内病变阴性（NILM）

B. 腺癌，倾向子宫内膜来源

C. 腺癌，倾向宫颈来源

D. 鳞状细胞癌

E. 宫颈原位腺癌（AIS）

显微镜下的形态

如图1-26-1~1-26-4，细胞多集聚成簇状及团状，异型明显，排列拥挤，核大小形态不一，染色质粗糙深染，核仁明显，胞质少，背景可见坏死细胞碎片及血性成分。

细胞学最终诊断

腺癌，倾向子宫内膜来源

细胞形态学特征

◆ 细胞多集聚成簇状及团状，异型明显。

◆ 核增大而深染，大小形态不一，核仁突出。

◆ 胞质稀少或丰富的空泡胞质。

◆ 胞质可见中性粒细胞。

◆ 背景可见肿瘤素质。

鉴别诊断

◆ 宫内节育器（IUD，图1-26-5）效应：与宫内节育器相关细胞是有一定异型性的子宫内膜细胞，可见丰富的胞质空泡，有的细胞甚至被大液泡取代，核增大而深染，核仁可见，核质比较高。这些改变均属良性，但在形态上很难与子宫内膜腺癌、其他腺癌及高级别鳞状上皮内病变相区别，仔细评判是否具有核的恶性特征有助于区别。宫内节育器植入史对鉴别诊断十分重要，当然也应该考虑组织活检及细胞学随访。

◆ 反应性宫颈细胞（图1-26-6）：反应性宫颈细胞可呈多形性，大小不一，胞核增大，核仁明显或多个核仁，酷似子宫内膜腺癌，但其核膜光滑，细胞很少重叠，染色质淡染纤细，无核的恶性特征。

学习要点

子宫内膜腺癌多发生于围更年期和绝经后的女性，多在子宫内膜增生的基础上发生癌变，此类腺癌分化较好，预后好。较少见的为浆液性腺癌（图1-26-7）和透明细胞癌，常发生于老年消瘦的妇女，这类腺癌分化较差，预后也不好。此病例属于后者，子宫内膜组织活检证实为浆液性子宫内膜腺癌。子宫内膜腺癌细胞形态学特征为，单个或紧密排列的小球团，细胞圆，胞核增大深染、大小不一，核仁明显，胞核极向明显消失，染色质颗粒状，分布不均，胞质少或有分泌空泡，可见肿瘤素质，液基制片表现为细颗粒状或水样背景，容易被忽略。在鉴别诊断上，最重要的是要与宫内节育器效应及反应性宫颈细胞等良性病变相区别。

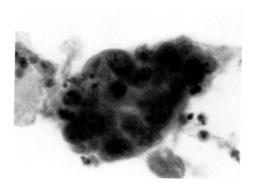

图1-26-5 宫内节育器效应（宫颈取样，液基制片，巴氏染色，高倍）

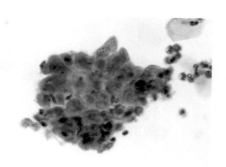

图1-26-6 反应性宫颈细胞（宫颈取样，液基制片，巴氏染色，高倍）

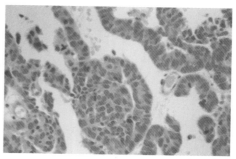

图1-26-7 浆液性子宫内膜腺癌（子宫内膜组织活检切片，HE染色，高倍

（曹跃华 杨 敏）

病例27

病史

女性，75岁，一年前患子宫内膜癌，行全子宫及双侧卵巢切除术，近两个月阴道有血性分泌物，宫颈刷取样本，液基制片，巴氏染色（图1-27-1~1-27-4）。

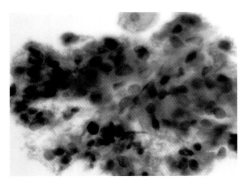

图1-27-1 宫颈取样（液基制片，巴氏染色，高倍）

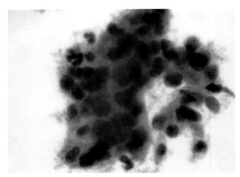

图1-27-2 宫颈取样（液基制片，巴氏染色，高倍）

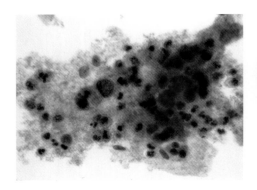

图1-27-3 宫颈取样（液基制片，巴氏染色，高倍）

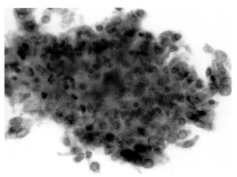

图1-27-4 宫颈取样（液基制片，巴氏染色，高倍）

诊断选择

    A. 上皮内病变阴性（NILM）

    B. 子宫内膜腺癌

    C. 非典型腺细胞（AGC），不明来源，倾向肿瘤

    D. 高级别鳞状上皮内病变（HSIL）

显微镜下的形态

    如图1-27-1～1-27-4，样本细胞稀少，但有几组细胞成群，不规则，异型性明显，细胞核大小、形态不一，染色质深染，分布不均匀，核仁大，核膜不规则。细胞间排列十分紊乱，边界不清，为腺样上皮细胞，未见纤毛，明显炎性及坏死背景。

细胞学初步诊断

    非典型腺细胞，来源不明确，倾向肿瘤

    组织活检切片及免疫组化染色结果：子宫内膜组织活检形态证实为腺癌，免疫组化染色结果：CK7、PAX-8、ER及PR均为阳性，P16及HNF为局灶性阳性，P53染色阳性（图1-27-5～1-27-12），为复发性子宫内膜腺癌。

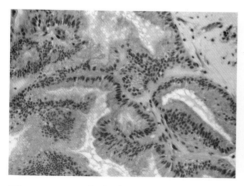

图1-27-5　腺癌（子宫内膜组织活检切片，HE染色，高倍）

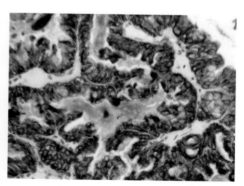

图1-27-6　子宫内膜活检CK7阳性

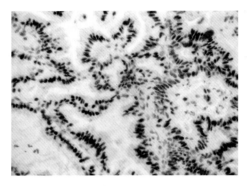

图1-27-7　子宫内膜活检PAX-8阳性

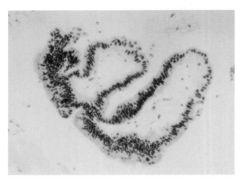

图1-27-8　子宫内膜活检ER阳性

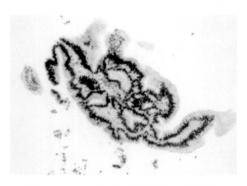

图1-27-9　子宫内膜活检PR阳性

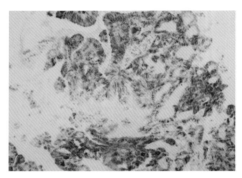

图1-27-10　子宫内膜活检P16局灶性
阳性

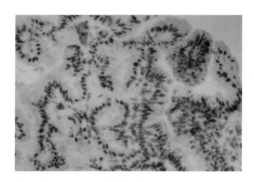

图1-27-11　子宫内膜活检HNF局灶性
阳性

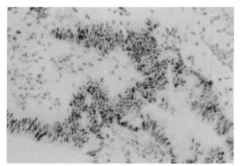

图1-27-12　子宫内膜活检P53阳性

细胞学最终诊断

子宫内膜腺癌

细胞形态学特征

◆ 细胞多集聚成簇状及团状，异型明显。

◆ 核增大而深染，大小、形态不一，核仁突出。

◆ 胞质稀少或丰富的空泡胞质。

◆ 胞质可见中性粒细胞。

◆ 背景可见肿瘤素质。

学习要点

　　患者的病史以及样本中的腺样异型细胞应引起高度重视，特别是对细胞较稀少的样本，要仔细寻找及评判上皮细胞的形态，避免简单地认为是单纯的萎缩性改变或不满意样本而漏诊。此例中细胞异型，核质比较高，排列明显紊乱，核的恶性特征不是十分显著，细胞形态较难判断肿瘤的来源及分类，在此条件下细胞学可诊断为"腺癌，来源不明确"，若异型细胞很少，则用"非典型腺细胞（AGC），不明来源，倾向恶性或疑癌"的诊断。而组织活检及系列免疫组化染色有助于进一步确诊。此例细胞块无诊断意义，但活检的切片HE染色可确诊为腺癌，免疫组化的结果进一步支持了源于子宫内膜的腺癌。因此，此例的结论为：复发性子宫内膜腺癌。

（曹跃华　潘国庆）

病例28

女性，45岁，阴道不规则血性分泌物，宫颈刷取样本，液基制片，巴氏染色（图1-28-1～1-28-4）。

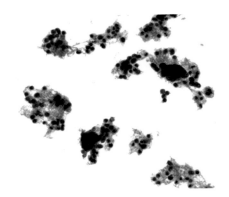

图1-28-1 宫颈取样（液基制片，巴氏染色，高倍）

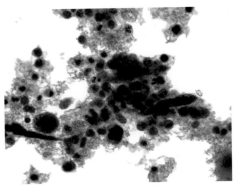

图1-28-2 宫颈取样（液基制片，巴氏染色，高倍）

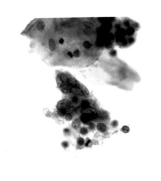

图1-28-3 宫颈取样（液基制片，巴氏染色，高倍）

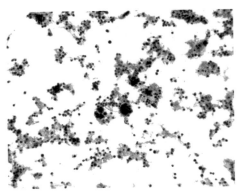

图1-28-4 宫颈取样（液基制片，巴氏染色，低倍）

诊断选择

A. 上皮内病变阴性（NILM），滤泡性阴道炎

B. 淋巴瘤

C. 高级别鳞状上皮内病变（HSIL）

D. 小细胞癌

显微镜下的形态

如图1-28-1～1-28-4，细胞大小不等，单个散布或成群为小簇，拥挤镶嵌排列，圆形、卵圆形或不规则形。细胞核异型性明显，核仁不明显，染色质细颗粒状，胞质极少，核质比高，肿瘤素质背景。

细胞学最终诊断

小细胞神经内分泌癌（图1-28-5，1-28-6）

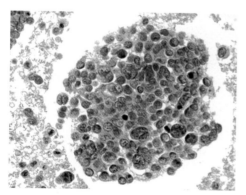 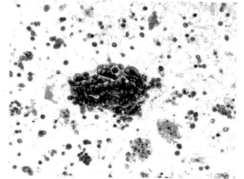

图1-28-5 小细胞癌（细胞切片，HE 染色，高倍）　　图1-28-6 细胞块突触素标记阳性

细胞形态学特征

◆ 小细胞成簇状，拥挤镶嵌排列。

◆ 核深染，胞质很少，核分裂象。

◆ 突触素标记阳性。

鉴别诊断

◆ 低分化小细胞鳞状细胞癌：胞质多而稠密，细胞界限清晰，染色质粗糙，核仁明显。

◆ 低分化腺癌：多形性，染色质粗糙，核仁大而明显，柱状或黏液分泌提示腺细胞分化。

◆ 低分化子宫内膜间质肉瘤以及淋巴瘤：有时很难鉴别，系列免疫组化染色对诊断有所帮助。

◆ 良性的子宫内膜细胞及子宫下段组织碎片（LUS）：小细胞癌的肿瘤细胞很容易变性而酷似子宫内膜细胞，然而其核的恶性特征、拥挤镶嵌排列及核分裂象，以及核拖尾现象（涂片所致的核变形），这些在良性的子宫内膜细胞中很少见，可提示为小细胞癌。

学习要点

小细胞神经内分泌癌在宫颈癌中占很小的一部分，与HPV18的感染有高度相关性。因其具有高度侵袭性，且临床治疗方法与其他肿瘤不同，所以正确诊断十分重要。癌细胞形态特征为癌细胞较小，为淋巴细胞的2~3倍，单个散在或成群拥挤镶嵌排列，圆形、卵圆形或不规则形。细胞核增大且异型性明显，核仁不明显或缺乏，染色质细颗粒状，胞质极少，核质比高，有时可见细胞的"人为挤压"现象，特别是在传统涂片中十分明显，常见肿瘤素质。鉴别诊断包括其他非小细胞癌的肿瘤及良性的子宫内膜细胞和淋巴细胞，区别的关键是，小细胞神经内分泌癌由具有特征性的恶性小细胞组成，无或极少见鳞样分化或腺样分化，免疫组化染色有助于进一步明确诊断。

（李再波　赵澄泉）

病例29

病史

女性，55岁，既往皮肤恶性黑色素瘤病史，宫颈刷取样本，液基制片，巴氏染色（图1-29-1～1-29-3）。

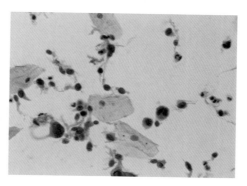

图1-29-1 宫颈取样（液基制片，巴氏染色，高倍）

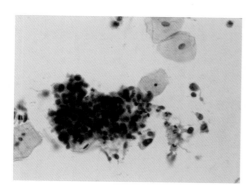

图1-29-2 宫颈取样（液基制片，巴氏染色，高倍）

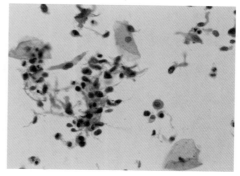

图1-29-3 宫颈取样（液基制片，巴氏染色，高倍）

诊断选择

A. 上皮内病变阴性（NILM）

B. 高级别鳞状上皮内病变（HSIL）

C. 腺癌

D. 鳞状细胞癌

E. 恶性黑色素瘤

显微镜下的形态

如图1-29-1～1-29-3，孤立或成团的肿瘤细胞，呈圆形或纺锤形，染色质深染，胞质内可见黑色素，并伴有吞噬色素的组织细胞。

细胞学最终诊断

宫颈转移性肿瘤，恶性黑色素瘤（图1-29-4）

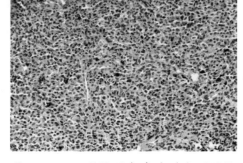

图1-29-4　恶性黑色素瘤（宫颈活检组织切片，HE染色，高倍）

细胞形态学特征

◆ 孤立或成团的肿瘤细胞，体积大，呈圆形或纺锤形，细胞核大，核质比高。

◆ 可有双核和巨大核仁。

◆ 可见异型性核分裂象。

◆ 胞质内可见黑色素，并伴有吞噬色素的组织细胞。

◆ 黑色素瘤免疫标志物（S-100、HMB45等）可呈阳性。

鉴别诊断

◆ 反应性宫颈细胞：细胞呈蜂窝状或栅栏排列，具有均匀胞质，核小圆，均匀一致，核膜平整规则，核染色质均匀。

◆ 高级别鳞状上皮内病变（HSIL）：细胞片状密集排列，散在分布，核异型性明显，染色质粗颗粒状，核膜不规则，胞质深染，核质比高。然而，高级别鳞状上皮内病变细胞中不会见到显著核仁及黑色素颗粒。

◆ 脱落的子宫内膜细胞：因其深染的核及较高的核质比，有的聚集成群，可误读为腺癌细胞，但子宫内膜细胞体积较小，且细胞间的异型性较小，核膜光滑，也无显著核仁及黑色素颗粒。

◆ 宫颈原位腺癌（AIS）：宫颈原位腺癌细胞可以有羽毛花和玫瑰花团，但较少见异型性，核仁不明显。

◆ 鳞状细胞癌：鳞状细胞癌细胞多为孤立或二维细胞群，细胞边界不清，核膜不规则，染色质分布不均，胞质较深染。核异型性较黑色素瘤细胞不明显，没有黑色素颗粒。

◆ 宫颈腺癌：腺癌细胞多形成三维集群，呈腺状分化，细胞边界不清，细胞核大，核质比高，染色质深染并呈粗颗粒状，核仁可显著，但核异型性不如黑色素瘤细胞明显，没有黑色素颗粒。

学习要点

患者的临床病史很重要。根据形态学一般易于做出恶性的判读，制备细胞团块切片进行黑色素瘤免疫标志物（S-100、Melan A、SOX10、HMB45、Tyrosinase）的免疫组化染色如为阳性有助于最终的诊断（图1-29-5，1-29-6）。

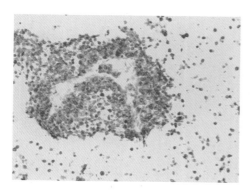

图1-29-5　Melan A强阳性

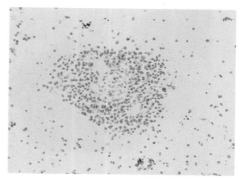

图1-29-6　S-100局部阳性

（李再波　赵澄泉）

病例30

病史

女性，55岁，两年前患结肠癌，行手术切除，现阴道不规则出血，绝经5年，宫颈刷取样本，液基制片，巴氏染色（图1-30-1～1-30-4）。

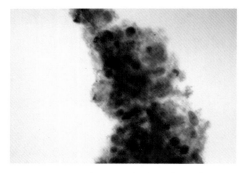

图1-30-1　宫颈取样（液基制片，巴氏染色，高倍）

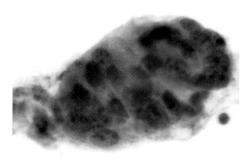

图1-30-2　宫颈取样（液基制片，巴氏染色，高倍）

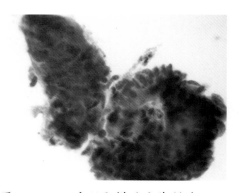

图1-30-3　宫颈取样（液基制片，巴氏染色，高倍）

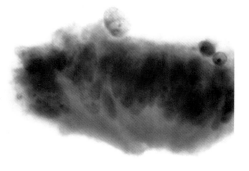

图1-30-4　宫颈取样（液基制片，巴氏染色，高倍）

诊断选择

A. 腺癌，倾向源于子宫内膜

B. 腺癌，倾向源于宫颈

C. 腺癌，倾向源于结肠

D. 宫颈原位腺癌（AIS）

显微镜下的形态

如图1-30-1～1-30-4，细胞明显恶性特征，栅栏状重叠排列，细胞核长条形，核染色质深染而分布不均匀，核仁明显，有的细胞失去胞质而散布在肿瘤素质中，可见分泌状空泡。

细胞学最终诊断

腺癌，倾向源于结肠（图1-30-5，1-30-6）

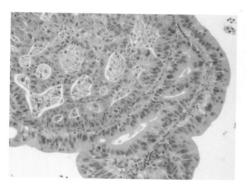

图1-30-5　结肠癌宫颈转移（宫颈组织活检切片，HE染色，高倍）

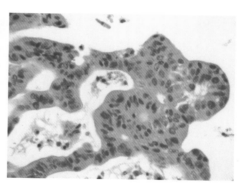

图1-30-6　结肠癌宫颈转移（宫颈细胞包埋切片，HE染色，高倍）

细胞形态学特征

◆ 细胞高柱状，呈栅栏状重叠排列。

◆ 胞核长条形或雪茄烟状。

◆ 染色质粗颗粒，染色深，分布不均。

◆ 胞质内有分泌样空泡。

学习要点

基于其细胞形态学特征并结合病史，转移性结肠/直肠癌不难诊断。在鉴别诊断中要注意与宫颈原位腺癌（图1-30-7）区别，因为两者核的形状有相似之处，但宫颈原位腺癌细胞染色质颗粒状分布较均匀，核仁不明显，并无肿瘤素质存在，而转移性结肠癌有时可见具分泌状空泡的印戒细胞。

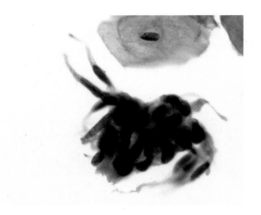

图1-30-7 宫颈原位腺癌（宫颈取样，液基制片，巴氏染色，高倍）

（曹跃华 杨 敏）

病例31

病史

女性，58岁，既往结肠癌病史，绝经后阴道不规则出血，阴道刷取样本，液基制片，巴氏染色（图1-31-1～1-31-5）。

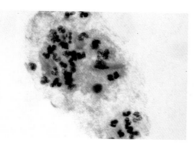

图1-31-1 阴道取样（液基制片，巴氏染色，高倍）

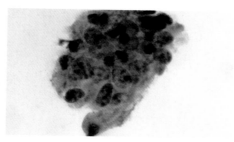

图1-31-2 阴道取样（液基制片，巴氏染色，高倍）

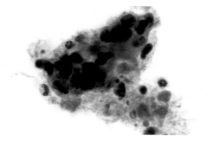

图1-31-3 阴道取样（液基制片，巴氏染色，高倍）

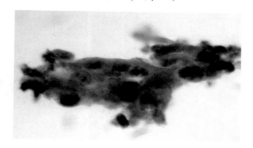

图1-31-4 阴道取样（液基制片，巴氏染色，高倍）

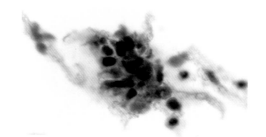

图1-31-5 阴道取样（液基制片，巴氏染色，高倍）

诊断选择

A. 上皮内病变阴性（NILM），萎缩性改变

B. 鳞状细胞癌（SCC）

C. 子宫内膜癌

D. 疑癌

显微镜下的形态

如图1-31-1～1-31-5，样本细胞较少，可见几组有异型的上皮细胞，细胞成小群，细胞界限不清，胞核不规则、增大，核染色质深浅不一，见细颗粒状及粗颗粒状，分布不均匀，有的细胞核可见明显的核仁，核质比增加，从总体形态上较难区别是鳞状上皮细胞还是腺上皮细胞。有明显坏死背景。

细胞学初步诊断

疑癌

阴道组织活检最终诊断

腺癌，源于肠道（图1-31-6～1-31-11）

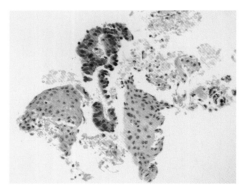

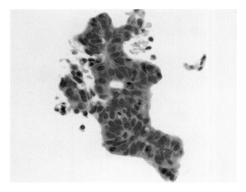

图1-31-6　肠癌阴道转移（阴道组织　　图1-31-7　肠癌阴道转移（阴道组织
　　活检切片，HE染色，高倍）　　　　　　活检切片，HE染色，高倍）

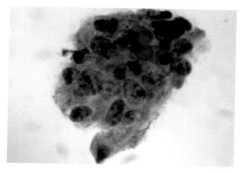

图1-31-8　肠癌阴道转移（宫颈取样，液基制片，巴氏染色，高倍）

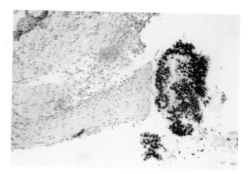

图1-31-9　CDX-2强阳性

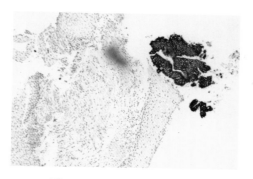

图1-31-10　CK20强阳性

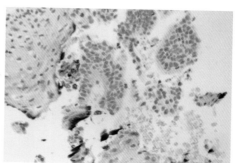

图1-31-11　CK7阴性

学习要点

　　这是一例细胞学诊断中十分容易漏诊的病例，最初细胞学的诊断为上皮内病变阴性（NILM），未发现异常细胞，后来组织活检证实为腺癌，复议细胞学片子，发现了几团可疑的异型细胞，显然，依据这些异型细胞很难得出明确的结论。绝经后阴道不规则出血病史是十分重要的信息，坏死背景的出现是不可忽略的警示，仔细寻找及判读任何可疑的上皮细胞是避免漏诊的原则。从图1-31-8可以看到细胞排列紊乱，酷似萎缩性变性的细胞，但核的异型性，特别是突出的核仁及不规则的染色质可判读其细胞的某些恶性特征，一般而言，坏死背景下的异型细胞多有可能为恶性，所以，细胞学诊断"疑癌"较合理。而组织活检中见分离片段的高分化腺癌特征，免疫组化的CK20及CDX-2强阳性、CK7阴性，提示肠腺癌阴道转移。图1-31-12～1-31-16为对比学习参考图。

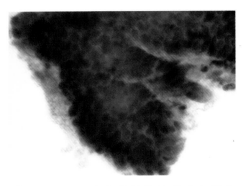

图1-31-12　肠腺癌阴道转移（宫颈取样，液基制片，巴氏染色，高倍）

图1-31-13　宫颈鳞状细胞癌（宫颈取样，液基制片，巴氏染色，高倍）

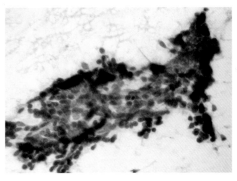

图1-31-14　子宫内膜腺癌（宫颈取样，液基制片，巴氏染色，高倍）

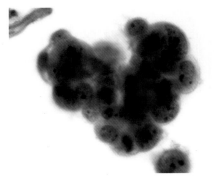

图1-31-15　宫颈腺癌（宫颈取样，液基制片，巴氏染色，高倍）

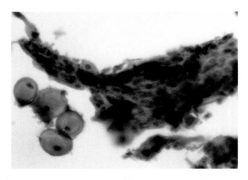

图1-31-16　宫颈萎缩性改变（宫颈取样，液基制片，巴氏染色，高倍）

（曹跃华　杨　敏）

第二部分
非宫颈细胞学病例

病例1

病史

　　男性，84岁，因咳嗽就诊，CT示双肺浸润性病变，需排除肿瘤。行左支气管刷片，涂片后巴氏染色（图2-1-1～2-1-3）。

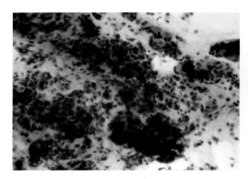

图2-1-1　支气管刷检样本（传统涂片，巴氏染色，高倍）

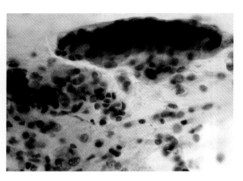

图2-1-2　支气管刷检样本（传统涂片，巴氏染色，高倍）

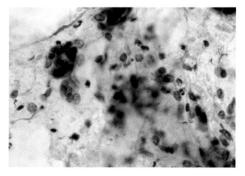

图2-1-3　支气管刷检样本（传统涂片，巴氏染色，高倍）

诊断选择

　　A. 未查见肿瘤细胞

B. 腺癌

C. 小细胞癌

D. 类癌

显微镜下的形态

如图2-1-1～2-1-3，镜下见细胞丰富，为散在细胞及细胞团，细胞为柱状或圆形，排列较拥挤。有的细胞核质比稍高，可见核仁，核染色质呈颗粒状，较淡染，类似细胞见纤毛及终板，排列拥挤的细胞也可见纤毛。

细胞学最终诊断

肿瘤细胞阴性，良性支气管上皮细胞

细胞形态学特征

支气管储备细胞的细胞形态学特征如下。

◆ 上皮细胞紧密相拥，呈片状排列，形态大小一致。

◆ 核圆形，核染色质增粗。

◆ 胞质较少。

鉴别诊断

◆ 腺癌：根据图2-1-4所示的腺癌细胞（红箭头所示）及其周围带纤毛的良性柱状上皮细胞（绿箭头所示），不难判断良恶性细胞。

◆ 小细胞癌：由于上皮细胞紧密相拥，且核染色质增粗，容易与小细胞癌混淆。然而良性细胞形态大小的一致性，特别是周围纤毛的存在有助于与恶性细胞鉴别（图2-1-5中的红箭头所示的小细胞癌）。

学习要点

样本中可见大量的纤毛柱状上皮细胞（图2-1-6）及储备细胞（图2-1-7）。正常情况下样本中见不到储备细胞，储备细胞的增生是一种对急、慢性刺激的反应，常见于支气管刷及支气管灌洗的样本中，有时容易与小细胞未分化癌或类癌等混淆，造成误读。识别成团细胞边缘的纤毛是鉴别良恶性的关键。

本病例样本中并未找到肿瘤细胞，结果可能有两种，一是病灶不是肿瘤，二是有可能未刷取到肿瘤病灶而不能展现肿瘤细胞，因此需结合临床进一步对患者探查以排除肿瘤。就本病例样本的细胞形态学特征而言，虽然细胞十分丰富，对初学者而言，可能将某些排列及形态误认为肿瘤细胞，然而仔细寻找类似细胞的形态，不难发现源于同一"家族"的细胞具有保存很好的终板及纤毛，因而可排除异型肿瘤细胞的可能。

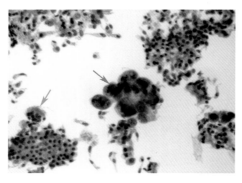

图2-1-4 腺癌（支气管刷检样本，传统涂片，巴氏染色，高倍）

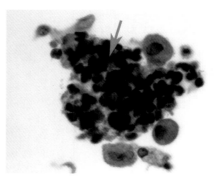

图2-1-5 小细胞癌（支气管刷检样本，传统涂片，巴氏染色，高倍）

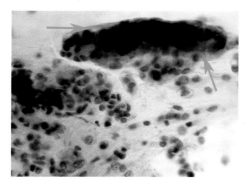

图2-1-6 良性支气管上皮细胞（支气管刷检样本，传统涂片，巴氏染色，高倍）

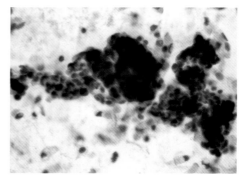

图2-1-7 储备细胞（支气管刷检样本，传统涂片，巴氏染色，高倍）

（曹跃华　杨　敏）

病例2

男性，56岁，有吸烟史，因咳嗽、咯血就诊，CT查见左上肺包块，行支气管刷检，液基制片，巴氏染色（图2-2-1～2-2-4）。

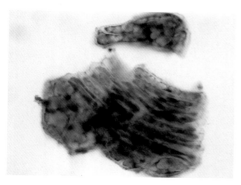

图2-2-1　支气管刷检样本（液基制片，巴氏染色，高倍）

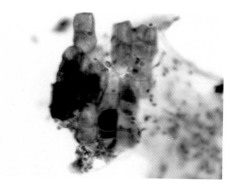

图2-2-2　支气管刷检样本（液基制片，巴氏染色，高倍）

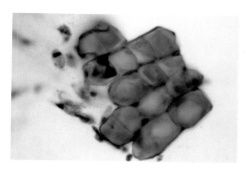

图2-2-3　支气管刷检样本（液基制片，巴氏染色，高倍）

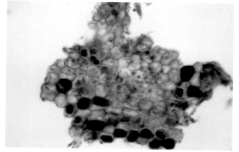

图2-2-4　支气管刷检样本（液基制片，巴氏染色，高倍）

诊断选择

A. 鳞状细胞癌

B. 腺癌

C. 未查见肿瘤细胞，植物细胞

D. 寄生虫感染

显微镜下的形态

如图2-2-1～2-2-4，样本中见少数散在的纤毛柱状上皮细胞以及片状、方形的细胞，后者细胞壁较厚，细胞核模糊不清，核质比高，但细胞间形态差异较小，且排列规则，为植物细胞。

细胞学最终诊断

未查见肿瘤细胞，见来自口腔污染物的植物细胞

学习要点

本例样本中未查见肿瘤细胞，而见片状规则排列的来自口腔污染物的植物细胞。植物细胞（图2-2-5）的形态特征为片状、方形，有较厚实的细胞壁，细胞核结构不清晰，有的无细胞核。识别植物细胞的意义在于避免误诊为鳞状细胞癌（图2-2-6，2-2-7）。还须与其他恶性肿瘤细胞或巨细胞病毒感染（图2-2-8中的红箭头所示）的细胞相区别。区别的关键在于恶性细胞间的排列、形态各异，核结构较清晰，可展现核染色质、核仁及核膜等的恶性特征。见图2-2-5～2-2-8中植物细胞与恶性肿瘤细胞形态的比较。

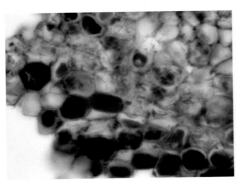

图2-2-5　植物细胞（支气管刷检样本，液基制片，巴氏染色，高倍）

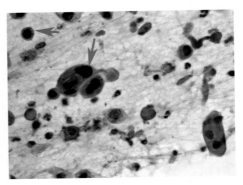

图2-2-6　鳞状细胞癌（支气管刷检样本，液基制片，巴氏染色，高倍）

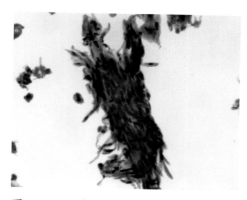

图2-2-7 鳞状细胞癌（支气管刷检样本，液基制片，巴氏染色，高倍）

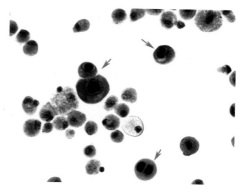

图2-2-8 巨细胞病毒感染（支气管肺泡灌洗样本，液基制片，巴氏染色，高倍）

（曹跃华 杨 敏）

病例3

病史

男性，73岁，X线片显示肺门处包块，行支气管刷检，液基制片，巴氏染色（图2-3-1～2-3-4）。

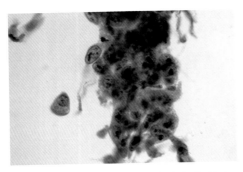

图2-3-1　支气管刷检样本（液基制片，巴氏染色，高倍）

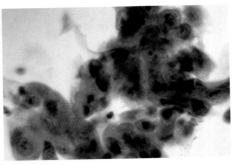

图2-3-2　支气管刷检样本（液基制片，巴氏染色，高倍）

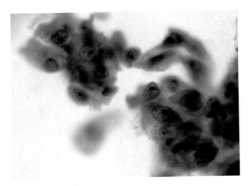

图2-3-3　支气管刷检样本（液基制片，巴氏染色，高倍）

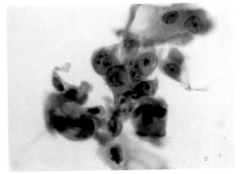

图2-3-4　支气管刷检样本（液基制片，巴氏染色，高倍）

诊断选择

A. 腺癌

B. 鳞状细胞癌

    C. 良性支气管上皮细胞

    D. 低分化大细胞癌

显微镜下的形态

如图2-3-1～2-3-4，细胞片状排列或柱状排列，多为柱状上皮细胞，核大小不一，染色质淡染，见明显两个或多个大核仁，核膜光滑，有的细胞核质比增加，在细胞团的边缘细胞中可见有的细胞展现刷状缘及纤毛。

细胞学最终诊断

良性反应性支气管上皮细胞，未见到病变细胞

细胞形态学特征

◆ 细胞排列呈片状。

◆ 核增大，染色质增粗，核仁明显。

◆ 核质比可增加。

◆ 有刷状缘及纤毛。

学习要点

本例中虽然细胞异型改变（图2-3-1～2-3-4）酷似恶性细胞，但仔细寻找细胞群边缘，仍可见明显的具有刷状缘及纤毛的细胞（图2-3-5～2-3-8中的红箭头所示），且核染色质淡染，核模光滑，因而可解读为良性细胞，与腺癌细胞（图2-3-9）的比较。

支气管刷取样本是对可疑病变部位直接刷检。刷检也是一种机械性刺激，因而细胞会出现一些反应性的形态学改变。较常见的刺激原因包括吸烟、感染、放疗以及支气管镜检查等。若刺激的原因持续存在，最终可导致细胞增生、修复。上皮细胞受刺激后发生的改变有时易被误认为是肿瘤性改变，而导致假阳性报告，需引起注意。细胞的刺激性改变主要表现为核增大、核质比增加、染色质增粗、核仁明显，有时酷似恶性细胞，但细胞间连接方式以及上皮细胞的纤毛（图2-3-5～2-3-8中的红箭头所示）可提示良性。认真识

别细胞核的特征有助于区别良恶性，比如核膜及染色质不规则提示恶性可能。

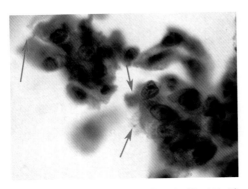

图2-3-5 反应性改变（支气管刷检样本，液基制片，巴氏染色，高倍）

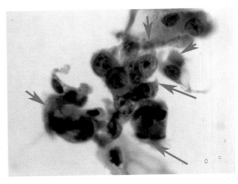

图2-3-6 反应性改变（支气管刷检样本，液基制片，巴氏染色，高倍）

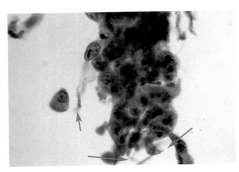

图2-3-7 反应性改变（支气管刷检样本，液基制片，巴氏染色，高倍）

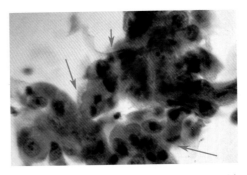

图2-3-8 反应性改变（支气管刷检样本，液基制片，巴氏染色，高倍）

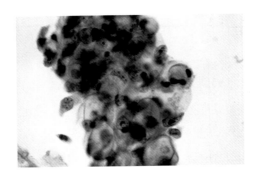

图2-3-9 腺癌（支气管刷检样本，液基制片，巴氏染色，高倍）

（曹跃华 杨 敏）

病例4

病史

　　男性，67岁，有吸烟史，因咳嗽、体重降低而就诊，行右支气管病变直接刷检，样本传统涂片固定后巴氏染色（图2-4-1～2-4-4）。

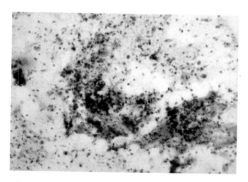

图2-4-1　支气管刷检样本（传统涂片，巴氏染色，高倍）

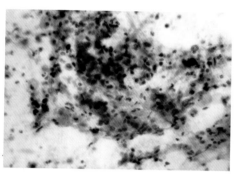

图2-4-2　支气管刷检样本（传统涂片，巴氏染色，高倍）

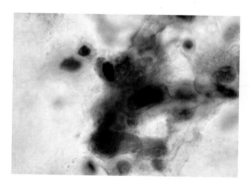

图2-4-3　支气管刷检样本（传统涂片，巴氏染色，高倍）

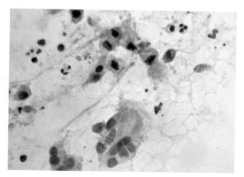

图2-4-4　支气管刷检样本（传统涂片，巴氏染色，高倍）

诊断选择

　　A. 反应性支气管上皮细胞（鳞状上皮化生）

115

B. 小细胞癌

C. 鳞状细胞癌

D. 未分化非小细胞癌

显微镜下的形态

如图2-4-1～2-4-4，细胞丰富，大小各异，明显变异，多为单个分散，部分细胞有明显的胞质角化，细胞核不规则、深染而明显异型，核仁不明显，背景明显肿瘤素质。还可见良性纤毛柱状上皮细胞。

细胞学最终诊断

鳞状细胞癌（图2-4-5）

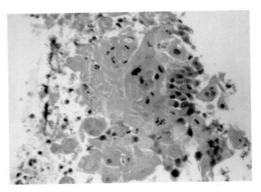

图2-4-5　角化型鳞状细胞癌（支气管刷检样本细胞块，HE染色，高倍）

学习要点

鳞状细胞癌是肺部的常见肿瘤之一，临床主要表现为咳嗽，伴有或不伴有咯血，病灶大多发生于主支气管（主要为角化型），有的也发生于外周支气管（主要为非角化型）。本病例为高分化角化型鳞状细胞癌（图2-4-6），其细胞形态学特征为细胞单个散在，大小不一，具多形性，胞质角化，酸染，核质比高或不高，核固缩、深染，核仁少见，可见坏死背景。而非角化型鳞状细胞癌（图2-4-7）则表现为细胞间松散或聚集，圆形、多角形，胞质均匀深染并呈嗜碱性，细胞边界不清，胞核居中、可见突出的核仁，染色质粗大深染、分布不均。在诊断中主要与反应性良性鳞状上皮细胞（图2-4-8）及鳞状上皮化生细胞（图2-4-9）相鉴别。良性改变的核异型性不明显，核染色质浅而均匀，核膜光滑，核质比仅轻度增加。

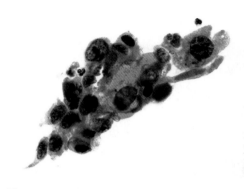

图2-4-6 角化型鳞状细胞癌（支气管刷检样本，液基制片，巴氏染色，高倍）

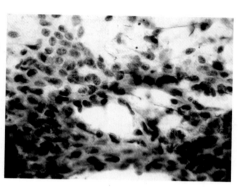

图2-4-7 非角化型鳞状细胞癌（支气管刷检样本，传统涂片，巴氏染色，高倍）

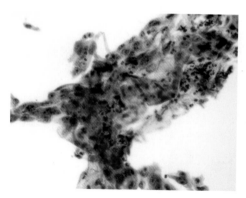

图2-4-8 反应性良性鳞状上皮细胞（支气管刷检样本，传统涂片，巴氏染色，高倍）

图2-4-9 鳞状上皮化生细胞（支气管刷检样本，液基制片，巴氏染色，高倍）

（曹跃华 杨 敏）

病例5

女性，56岁，无特殊病史，咳嗽3个月，胸部X线片示右支气管及右肺门处阴影，右支气管刷检样本，液基制片，巴氏染色（图2-5-1～2-5-4）。

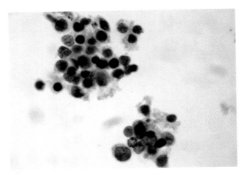

图2-5-1　支气管刷检样本（液基制片，巴氏染色，高倍）

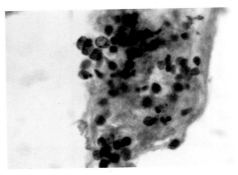

图2-5-2　支气管刷检样本（液基制片，巴氏染色，高倍）

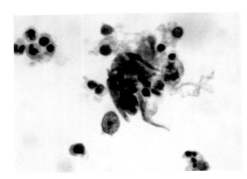

图2-5-3　支气管刷检样本（液基制片，巴氏染色，高倍）

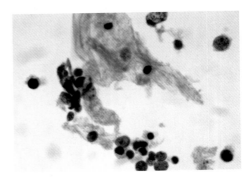

图2-5-4　支气管刷检样本（液基制片，巴氏染色，高倍）

诊断选择

A. 恶性淋巴瘤

B. 未查见恶性细胞

C. 小细胞癌

D. 慢性炎性反应

显微镜下的形态

如图2-5-1~2-5-4镜下可见细胞丰富，体积小或中等大小的细胞分散、松散或聚集成群，也可见细胞紧密相拥，胞质少，有的甚至未见胞质，核大小、形态不规则，染色质深染、粗颗粒样，分布不均，核仁不明显，核膜不规则，可见核镶嵌现象，核质比高。

细胞学最终诊断

小细胞癌（small cell carcinoma）

右支气管组织活检HE染色示，黏膜下组织有条索状肌团，由小至中等大小的瘤细胞浸润，核质比高，核染色质深染、粗颗粒样，分布不均，核仁不明显（图2-5-5）。而免疫组化结果示：CD56阳性；突触小泡蛋白（Synaptophysin）弱阳性；低分子聚合物（LMWK）弱阳性；MIB-1，肿瘤细胞60%染色；TTF-1阴性；CK7、CK5/6、P63及嗜铬黏蛋白（Chromogranin）阴性（图2-5-6~2-5-9）。结合免疫组化及细胞形态学特征可确诊为小细胞癌。

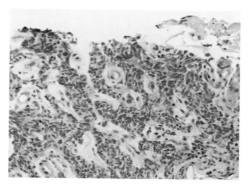

图2-5-5　小细胞癌（右支气管组织活检，HE染色，高倍）

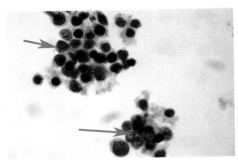

图2-5-6　小细胞癌（支气管刷取样本，液基制片，巴氏染色，高倍）

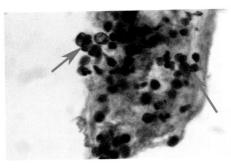

图2-5-7　小细胞癌（支气管刷取样本，液基制片，巴氏染色，高倍）

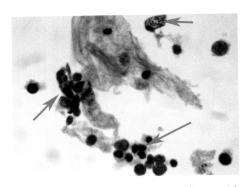

图2-5-8　小细胞癌（支气管刷取样本，液基制片，巴氏染色，高倍）

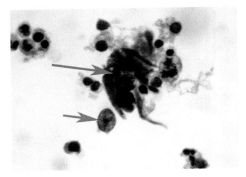

图2-5-9　小细胞癌（支气管刷取样本，液基制片，巴氏染色，高倍）

学习要点

　　肺小细胞癌通常源于较大的支气管，占肺肿瘤的15%～20%，是肺癌常见的几种类型中恶性程度最高的。小细胞癌对化疗十分敏感，因此，正确识别及诊断小细胞癌是十分重要的。小细胞癌的细胞形态学特征（图2-5-6～2-5-9）为细胞单个分布或松散聚集，小或中等大小、极少或无胞质的异型细胞，核质比很高，染色质粗而深染，呈典型的椒盐状，核仁不明显，最突出的特征是核排列拥挤，呈镶嵌状，人工挤压现象及坏死背景等。鉴别时主要与分化差的其他癌、淋巴瘤以及转移性肿瘤（如恶性黑色素瘤）区别，形态学上较难区别时，免疫组化可进一步确诊。

（曹跃华　孙常莉）

病例6

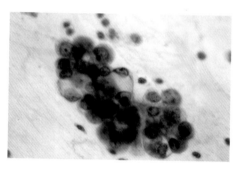

病史

女性，65岁，咳嗽1个月，无吸烟史，胸透见右下肺包块，痰液检查，液基制片，巴氏染色（图2-6-1～2-6-3）。

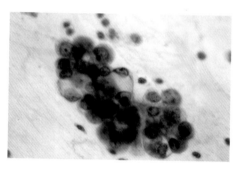

图2-6-1　痰液样本（液基制片，巴氏染色，高倍）

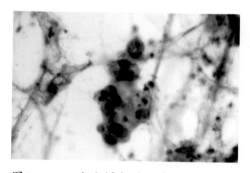

图2-6-2　痰液样本（液基制片，巴氏染色，高倍）

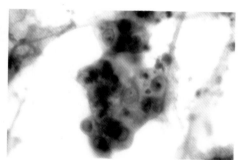

图2-6-3　痰液样本（液基制片，巴氏染色，高倍）

诊断选择

A. 腺癌

B. 单纯疱疹病毒感染

C. 良性支气管上皮细胞

D. 组织细胞

显微镜下的形态

如图2-6-1~2-6-3，镜下见成团细胞及松散相聚的细胞，三维立体结构，明显腺样排列，细胞形态大小不一，细胞边界不清，核增大，核染色质呈粗颗粒状，分布不均匀，核仁明显，核膜不规则，胞质稀薄，见透明分泌空泡，核质比高，一些细胞退变而异型性不明显。

细胞学最终诊断

腺癌（adenocarcinoma）

学习要点

痰液细胞学检查恶性肿瘤仍是呼吸系统肿瘤检查中简单易行的初选方法，但易受来自口腔及上呼吸道成分的污染，造成读片困难，也无法对肿瘤做出定位诊断。发生于支气管及细支气管肺泡腺癌的细胞形态学特征与其他部位腺癌特征类似，在诊断用语上用"腺癌"即可。判读中注意与反应性良性上皮细胞区别。此病例的样本中瘤细胞高倍镜下的形态特征见图2-6-4。

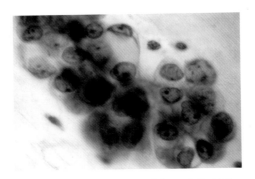

图2-6-4　腺癌（痰液样本，液基制片，
巴氏染色，高倍）

（曹跃华　杨　敏）

病例7

病史

男性，42岁，急性髓细胞白血病（AML）病史，双肺浸润性病变，行支气管肺泡灌洗以排除肿瘤，样本液基制片，巴氏染色（图2-7-1～2-7-5）。

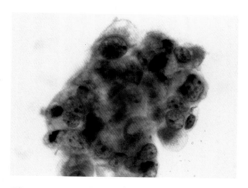

图2-7-1　支气管肺泡灌洗液样本
（液基制片，巴氏染色，高倍）

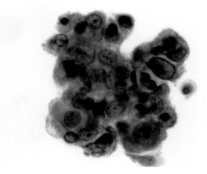

图2-7-2　支气管肺泡灌洗液样本
（液基制片，巴氏染色，高倍）

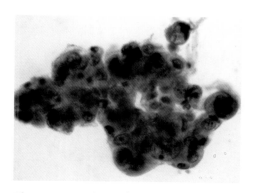

图2-7-3　支气管肺泡灌洗液样本
（液基制片，巴氏染色，高倍）

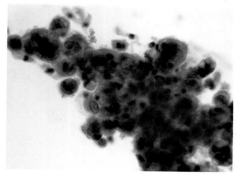

图2-7-4　支气管肺泡灌洗液样本
（液基制片，巴氏染色，高倍）

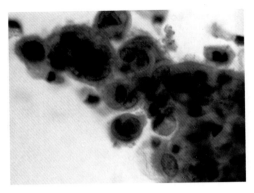

图2-7-5　支气管肺泡灌洗液样本
（液基制片，巴氏染色，高倍）

诊断选择

    A. 腺癌

    B. 肿瘤细胞阴性

    C. 急性髓细胞白血病（AML）

    D. 非小细胞癌

显微镜下的形态

如图2-7-1～2-7-5，样本细胞团状聚集，排列紧密结合，细胞间异型性，胞核大小不一、形态不等，核质比增加，核染色质较浅、细颗粒状，可见圆形核仁，核膜薄而光滑，细胞群边缘可见有的细胞具明显的刷状缘及纤毛。

细胞学最终诊断

肿瘤细胞阴性

学习要点

本病例的学习目的是学会识别酷似肿瘤细胞的反应性良性上皮细胞，避免过度诊断。合格样本的支气管肺泡灌洗液应见到单个散在的巨噬细胞、组织细胞及肺泡上皮细胞，细胞大多为圆形而异型十分小。此例样本中，除了单个散在的巨噬细胞、组织细胞及肺泡上皮细胞外，还有成团的支气管上皮细胞，上皮细胞异型性较突出，然而仔细分析核形态，核膜光滑、染色质较温和、核仁较小，关键是边缘存在细胞刷状缘及纤毛（图2-7-6、2-7-7中的红箭头所示），可推测细胞源自良性支气管上皮细胞，加之患者急性髓细胞白血病（AML）的治疗史，有可能与其上皮细胞的反应性改变有关。

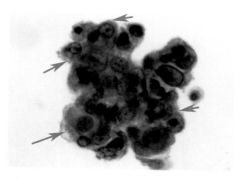 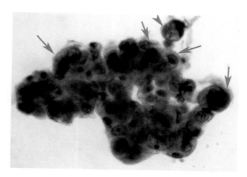

图2-7-6 良性支气管上皮细胞（支气管肺泡灌洗液样本，液基制片，巴氏染色，高倍）　图2-7-7 良性支气管上皮细胞（支气管肺泡灌洗液样本，液基制片，巴氏染色，高倍）

（曹跃华　杨　敏）

病例8

病史

男性，37岁，双肺间质性病变，使用免疫抑制剂2周，行支气管肺泡灌洗液取样，液基制片，巴氏涂片（图2-8-1～2-8-4）。

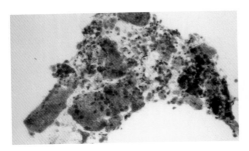

图2-8-1 支气管肺泡灌洗液样本（液基制片，巴氏染色，高倍）

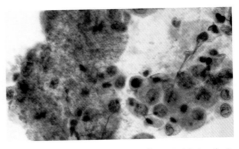

图2-8-2 支气管肺泡灌洗液样本（液基制片，巴氏染色，高倍）

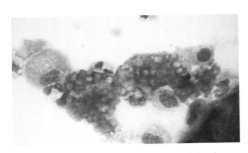

图2-8-3 支气管肺泡灌洗液样本（DQ染色，高倍）

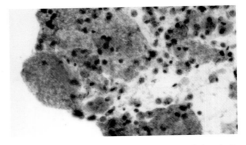

图2-8-4 支气管肺泡灌洗液样本（液基制片，巴氏染色，高倍）

诊断选择

A. 卡氏肺囊虫感染

B. 肺泡腺癌

C. 肺转移性肿瘤，待分类

D. 肺泡蛋白沉积

显微镜下的形态

如图2-8-1～2-8-4，可见大小不等的无定形泡沫样物，上皮细胞轻度异型，细胞核轻度增大，见小核仁，核染色质颗粒样，均匀分布。

细胞学最终诊断

卡氏肺囊虫（pneumocystis carinii）感染（图2-8-5）

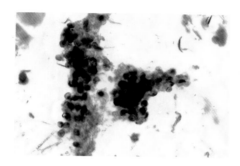

图2-8-5 卡氏肺囊虫（支气管肺泡灌洗液样本，传统涂片，GMS染色，高倍）

细胞形态学特征

泡沫样无定形体。

学习要点

卡氏肺囊虫是一种机会性感染的致病寄生虫，常见于免疫抑制的患者，临床症状包括干咳、发热及呼吸困难。细胞形态学特征为在巴氏染色中呈无定形的红染的泡沫样物，在形态鉴别中注意区别组织胞浆菌和坏死组织的蛋白碎片。六胺银（Gomori's methenamine silver，GMS）染色有助于确诊。孢囊壁被GMS染色后，卡氏肺孢子虫可显示为压碎的乒乓球状外观，或新月状，或折叠、扁平的球体，或瘪了的网球等。

（曹跃华 杨 敏）

病例9

病史

男性，58岁，有膀胱癌病史，行手术切除后放疗及化疗3个月，常规尿液检查，液基制片，巴氏染色（图2-9-1～2-9-4）。

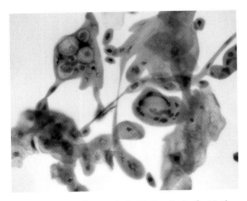
图2-9-1　常规尿液样本（液基制片，巴氏染色，高倍）

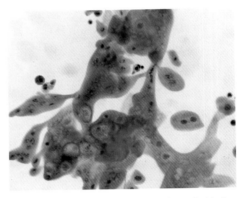
图2-9-2　常规尿液样本（液基制片，巴氏染色，高倍）

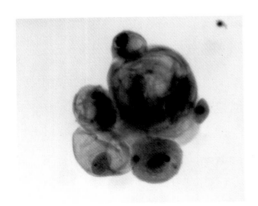
图2-9-3　常规尿液样本（液基制片，巴氏染色，高倍）

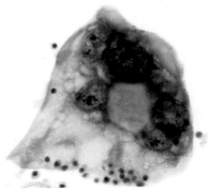
图2-9-4　常规尿液样本（液基制片，巴氏染色，高倍）

诊断选择

A. 尿路上皮细胞癌

B. 恶性肿瘤细胞阴性，放疗及化疗引起的细胞改变

C. 鳞状细胞癌

D. 腺癌，来源不清

显微镜下的形态

如图2-9-1～2-9-4，样本见单个、成团或成片的尿路上皮细胞，细胞大小不等，明显异型，细胞体积明显增大，有的为巨细胞，特别是胞质增大明显，且有较多大小不一的变性空泡，有的胞核也增大，且核结构模糊不清，核质比不高。

细胞学最终诊断

恶性细胞阴性，放疗及化疗引起的细胞改变

细胞形态学特征

◆ 细胞体积增大，但核质比正常。

◆ 染色质可淡染、深染，但结构模糊不清。

◆ 胞质空泡状。

学习要点

放疗及化疗引起的尿路上皮细胞改变的形态学特征为细胞体积大，胞质增大、变性空泡，核也增大，但核结构模糊不清，核质比不高，这些特征不同于良性尿路上皮细胞（图2-9-5）及尿路上皮细胞癌。尿路上皮细胞癌的核恶性特征十分明显，核质比明显增加，可与化疗引起的改变相区别。要注意与高级别尿路上皮肿瘤（图2-9-6）及尿路鳞状细胞癌（图2-9-7）的区别。此例的膀胱镜检查病理活检未见瘤细胞（图2-9-8）。

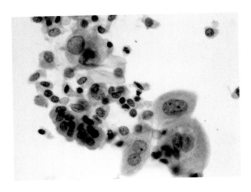

图2-9-5 正常尿路上皮细胞（常规尿液样本，液基制片，巴氏染色，高倍）

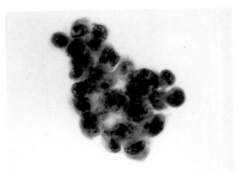

图2-9-6 高级别尿路上皮肿瘤（常规尿液样本，液基制片，巴氏染色，高倍）

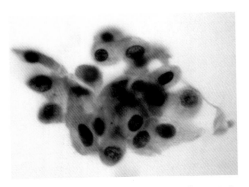

图2-9-7 尿路鳞状细胞癌（常规尿液样本，液基制片，巴氏染色，高倍）

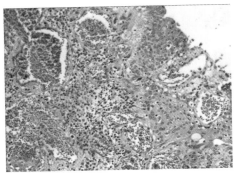

图2-9-8 恶性细胞阴性，放疗引起的细胞改变（膀胱组织切片，HE染色，低倍）

（曹跃华　王应霞）

病例10

女性，60岁，血尿3个月，常规尿液细胞学检查，液基制片，巴氏染色（图2-10-1～2-10-4）。

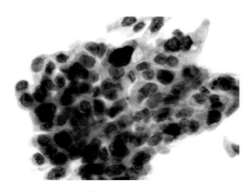

图2-10-1 常规尿液样本（液基制片，巴氏染色，高倍）

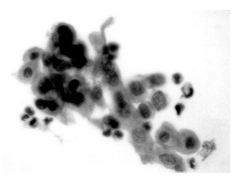

图2-10-2 常规尿液样本（液基制片，巴氏染色，高倍）

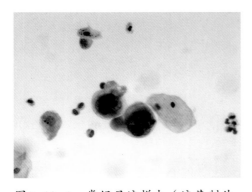

图2-10-3 常规尿液样本（液基制片，巴氏染色，高倍）

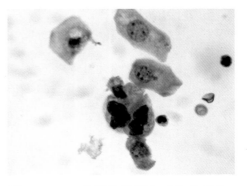

图2-10-4 常规尿液样本（液基制片，巴氏染色，高倍）

诊断选择

A. 高级别尿路上皮癌

B. 多瘤病毒感染的尿路上皮细胞

C. 腺癌膀胱转移

D. 恶性肿瘤细胞阴性，良性尿路上皮细胞

显微镜下的形态

如图2-10-1～2-10-4，细胞数量丰富，异型性明显；核增大且不规则，核染色质粗块状且分布不均，染色质深染，偶见核仁，核膜不规则，核质比明显增加。

细胞学最终诊断

尿路上皮癌（urothelial carcinoma）

细胞形态学特征

◆ 细胞明显异型。

◆ 核质比高，染色质粗颗粒状且不规则分布，核膜不规则。

◆ 胞质可有鳞状上皮或腺上皮化生。

鉴别诊断

◆ 机械刺激（器械、结石）引起的细胞改变：经由器械的操作或冲洗等均为刺激因素，由此细胞可呈现对刺激的反应而有一定异型性改变，容易造成假阳性诊断；尿道结石或钙化物也可引起上皮的异型性改变，有时容易与肿瘤性病变混淆，临床病史对其正确评判十分关键。恶性细胞的核改变特征是鉴别的关键。

◆ 退变的尿路上皮细胞：缺乏明显的恶性细胞的核改变特征。

◆ 多瘤病毒感染的细胞改变：最常见于肾移植后免疫抑制治疗的患者。被该病毒感染的尿路上皮细胞表现为核偏位、增大，核染色质可深而均匀，淡染或出现透亮区，但核膜光滑。

◆ 治疗引起的细胞改变：因膀胱肿瘤或盆腔的其他肿瘤而接受盆腔放疗的患者，可能出现尿路上皮细胞的异型性改变，易误读为尿路上皮癌，但其细胞核质比不高；核染色质结构模糊不清，可见核固缩或核碎裂，胞质呈空泡状，结合临床治疗史有助于鉴别。

◆ 转移性恶性肿瘤：最常见的是宫颈、阴道或外阴转移性鳞状细胞癌的膀胱浸润。转移性恶性肿瘤的细胞形态学特征以及临床表现及病史有助于鉴别。

学习要点

尿液细胞学检查的主要目的是检测高级别尿路上皮癌。相对于低级别尿路上皮癌而言，细胞学诊断高级别尿路上皮癌较为容易且准确性高，其诊断的特异性及敏感性几乎接近100%。高级别尿路上皮癌细胞形态学特征为细胞异型性明显；核增大而不规则，核染色质分布不均呈粗块状，核膜不规则，偶见核仁；核质比明显增加，可出现鳞状上皮化生的深染胞质或空泡状的淡染胞质。注意，细胞学检查不能区分原位癌与浸润性癌，因为它们在细胞形态学上的表现十分相似。鉴别诊断包括机械刺激引起的细胞改变、退变的尿路上皮细胞、多瘤病毒感染的细胞改变、治疗引起的细胞改变、转移性恶性肿瘤。图2-10-5～2-10-10为学习参考图。

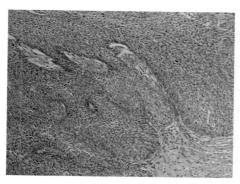 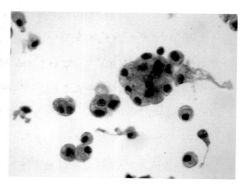

图2-10-5 尿路上皮癌（膀胱组织学切片，HE染色，低倍）

图2-10-6 机械刺激引起的细胞改变（常规尿液样本，液基制片，巴氏染色，高倍）

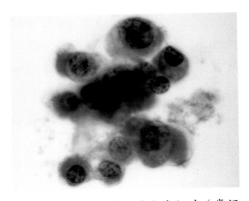

图2-10-7 退变的尿路上皮细胞（常规尿液样本，液基制片，巴氏染色，高倍）

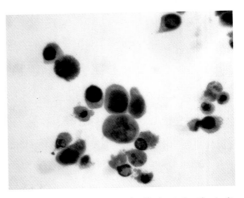

图2-10-8 多瘤病毒感染的细胞改变（常规尿液样本，液基制片，巴氏染色，高倍）

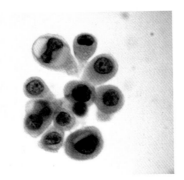

图2-10-9 放疗引起的细胞改变（常规尿液样本，液基制片，巴氏染色，高倍）

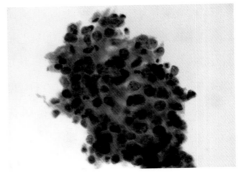

图2-10-10 转移性恶性肿瘤（常规尿液样本，液基制片，巴氏染色，高倍）

（曹跃华 解建军）

病例11

病史

女性，67岁，因血尿做常规尿液检查，液基制片，巴氏染色（图2-11-1～2-11-4）。

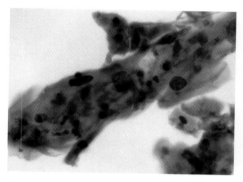 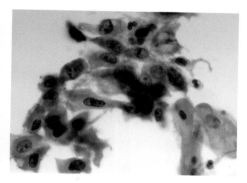

图2-11-1　常规尿液样本（液基制片，巴氏染色，高倍）　　图2-11-2　常规尿液样本（液基制片，巴氏染色，高倍）

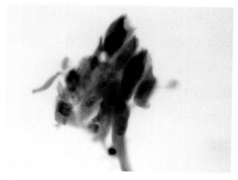 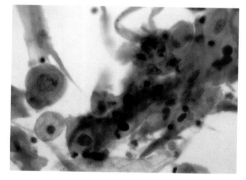

图2-11-3　党规尿液样本（液基制片，巴氏染色，高倍）　　图2-11-4　常规尿液样本（液基制片，巴氏染色，高倍）

诊断选择

A. 恶性肿瘤细胞阴性

　　B. 鳞状细胞癌

　　C. 高级别泌尿上皮癌

　　D. 尿道口鳞状上皮细胞污染，不满意样本

显微镜下的形态

　　如图2-11-1～2-11-4，明显的异型细胞，见鳞状上皮化生、大小各异的异型上皮细胞，核明显恶性特征，核染色质深染而粗大，核膜不规则，胞质明显角化。

细胞学最终诊断

　　鳞状细胞癌（squamous cell carcinoma）

细胞形态学特征

　　◆ 明显的异型细胞。

　　◆ 核染色质深染，核膜呈角状。

　　◆ 胞质明显角化。

学习要点

　　单纯的尿路鳞状细胞癌极少见，常与血吸虫感染有关。分化较好的角化型鳞状细胞癌细胞学检查一般不难诊断，但要将分化较差的非角化型鳞状细胞癌与高级别尿路上皮癌相区别则很困难。尿路鳞状细胞癌的细胞形态学特征为胞质角化，有时可见角化珠，核染色质深染，核膜呈角状。应与尿路原发性鳞状细胞癌相鉴别的疾病包括鳞状上皮化生、具有鳞状上皮分化的尿路上皮癌和转移癌以及膀胱周围器官肿瘤浸润膀胱，浸润瘤最常见的是宫颈癌的膀胱浸润，临床表现及病史可提供有效的帮助。

　　　　　　　　　　　　　　　　　　　　　（曹跃华　孙常莉）

病例12

男性，30岁，肾移植术后，常规尿液样本，液基制片，巴氏染色（图2-12-1～2-12-4）。

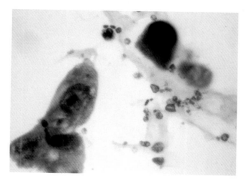

图2-12-1　常规尿液样本（液基制片，巴氏染色，高倍）

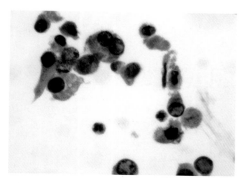

图2-12-2　常规尿液样本（液基制片，巴氏染色，高倍）

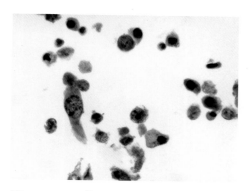

图2-12-3　常规尿液样本（液基制片，巴氏染色，高倍）

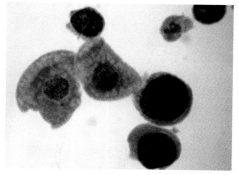

图2-12-4　常规尿液样本（液基制片，巴氏染色，高倍）

诊断选择

    A. 单纯疱疹病毒引起的细胞改变

    B. 多瘤病毒引起的细胞改变

    C. 低级别尿路上皮癌

    D. 高级别尿路上皮癌

显微镜下的形态

　　如图2-12-1～2-12-4，核大而深染或淡染的单个异型细胞，核偏位，核染色质深染或淡染，均匀而边集，核膜增厚，光滑。

细胞学最终诊断

　　多瘤病毒感染（polyomavirus infection）

细胞形态学特征

◆ 单个异型细胞，核质比增加。

◆ 核偏位、增大，核染色质深而均匀，或淡染或出现透亮区等。

◆ 核嗜碱性，核染色质边聚，核膜增厚但光滑。

学习要点

　　人类多瘤病毒为乳头瘤多瘤空泡型病毒，其感染最常见于肾移植后以及免疫抑制的患者。这种感染通常没有临床意义，但感染的细胞出现不典型，可与恶性尿路上皮细胞混淆而误诊为癌细胞。鉴别诊断包括高级别尿路上皮癌（图2-12-5）以及单纯疱疹病毒引起的细胞改变。与良性尿路上

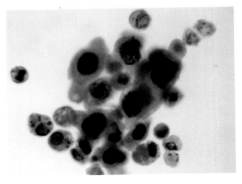

图2-12-5　高级别尿路上皮癌（常规尿液样本，液基制片，巴氏染色，高倍）

皮细胞（图2-16-6）相比，被多瘤病毒感染的尿路上皮细胞表现为单个，核偏位、增大，核染色质深而均匀，或淡染或出现透亮区等，但细胞具有完全光滑和圆形的细胞核（图2-12-7）。出现在尿液样本中的这些细胞称为"圈套细胞"或"诱饵细胞（decoy cell）"，为典型的多瘤病毒感染的细胞形态（图2-12-8，2-12-9）。高级别尿路上皮癌的细胞则有癌细胞的形态特征，如细胞明显异型、细胞可成团、核质比高、染色质粗颗粒状且不规则分布、大核仁或多核仁等。二者的鉴别关键是核的形态特征的不同。

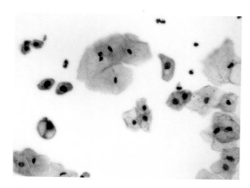

图2-12-6 良性尿路上皮细胞（常规尿液样本，液基制片，巴氏染色，高倍）

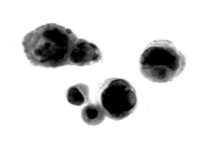

图2-12-7 单纯疱疹病毒引起的细胞改变（常规尿液样本，液基制片，巴氏染色，高倍）

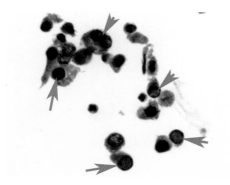

图2-12-8 多瘤病毒引起的细胞改变（常规尿液样本，液基制片，巴氏染色，高倍）

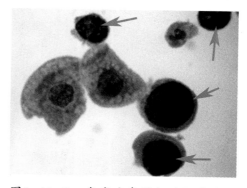

图2-12-9 多瘤病毒引起的细胞改变（常规尿液样本，液基制片，巴氏染色，高倍）

（曹跃华　杨　敏）

病例13

病史

    男性，50岁，既往膀胱癌病史，已行手术切除后随访，膀胱镜检查后膀胱冲洗液样本，液基制片，巴氏染色（图2-13-1～2-13-4）。

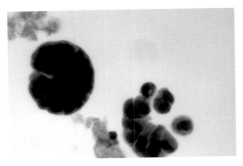

图2-13-1　膀胱冲洗液样本（液基制片，巴氏染色，高倍）

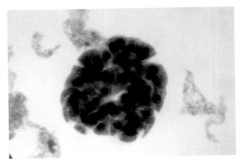

图2-13-2　膀胱冲洗液样本（液基制片，巴氏染色，高倍）

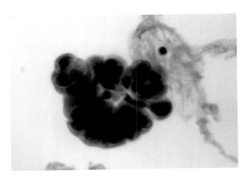

图2-13-3　膀胱冲洗液样本（液基制片，巴氏染色，高倍）

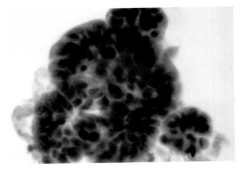

图2-13-4　膀胱冲洗液样本（液基制片，巴氏染色，高倍）

诊断选择

    A. 低级别尿路上皮癌

B. 高级别尿路上皮癌

C. 良性尿路上皮细胞

D. 肾细胞癌

显微镜下的形态

如图2-13-1～2-13-4，可见成团的尿路上皮细胞，细胞数量较多，但保存较好，结构清晰，部分核虽有深染，核质比轻度增高，但细胞及细胞核的变异性较小，细胞团边缘光滑。

细胞学最终诊断

反应性良性尿路上皮细胞（benign urothelial cells）

细胞形态学特征

◆ 细胞数量多，且细胞保存较好，可见单核、双核及多核尿路上皮细胞。

◆ 可呈柱状或单层片状排列，细胞间界限清楚，背景干净。

鉴别诊断

◆ 高级别尿路上皮癌（图2-13-5）：器械的操作或冲洗等均为刺激因素，由此获得的细胞可能呈现出对刺激的反应性改变（图2-13-1～2-13-4），有的改变可酷似高级别尿路上皮癌，容易造成假阳性诊断，但高级别尿路上皮癌有明显异型性、核增大而不规则、核染色质分布不均并呈粗块状、核膜不规则、核质比明显增加等恶性特征。

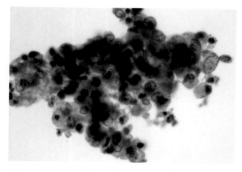

图2-13-5　高级别尿路上皮癌（膀胱冲洗液样本，液基制片，巴氏染色，高倍）

学习要点

　　膀胱冲洗液因其对细胞结构保存较好，对膀胱癌的检测敏感度较一般常规尿液样本高。其特点为仅有来自膀胱的上皮细胞，而常规尿液中还含有来自输尿管及肾脏的脱落细胞。由于器械对黏膜的刺激，可引起细胞的撕脱而形成大片状的细胞，可见中层及基底层的上皮细胞，这些细胞核大而染色深，核质比高，对初学者而言，有可能误认为癌细胞，造成过度诊断。鉴别的关键在于核的异型性及核膜不规则性是否具有恶性细胞的特征。

（曹跃华　杨　敏）

病例14

病史

　　女性，62岁，既往肺癌病史，胸腔积液，胸腔积液样本细胞离心制片，风干后DQ（Diff-Quik）染色，以及酒精固定后巴氏染色（图2-14-1~2-14-4）。

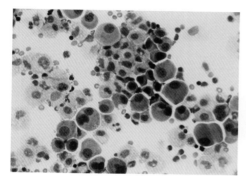

图2-14-1　胸腔积液样本（细胞离心制片，DQ染色，高倍）

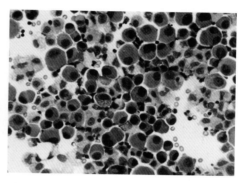

图2-14-2　胸腔积液样本（细胞离心制片，DQ染色，高倍）

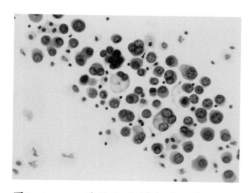

图2-14-3　胸腔积液样本（液基制片，巴氏染色，高倍）

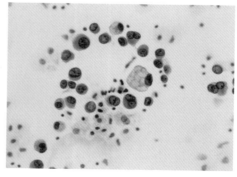

图2-14-4　胸腔积液样本（液基制片，巴氏染色，高倍）

诊断选择

A. 反应性间皮细胞

B. 间皮瘤

C. 黑色素瘤

D. 腺癌

E. 淋巴瘤

显微镜下的形态

如图2-14-1~2-14-4镜下可见单个和小簇细胞，细胞大，核大且染色质深染，有的细胞胞质丰富，可见一个或多个核仁，核偏位，核质比高，核异型性明显。

细胞学最终诊断

腺癌（adenocarcinoma）

细胞形态学特征

◆ 单个或小簇细胞，细胞大，核大且染色质深染，胞质丰富，可见一个或多个核仁，胞质内亦可见空泡。

◆ 细胞团块切片可见成团细胞具腺体状分化，Ber-EP4和VU1D9染色可显示腺癌细胞，TTF-1、CK7和Napsin A免疫染色阳性可帮助确诊为肺来源的腺癌（图2-14-5~2-14-9）。

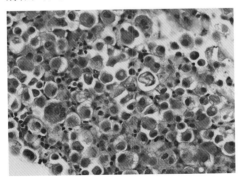

图2-14-5　细胞团块切片（HE染色）

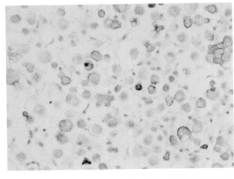

图2-14-6　Ber-EP4免疫组化染色阳性

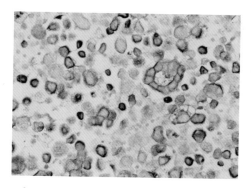

图2-14-7 VU1D9免疫组化染色阳性

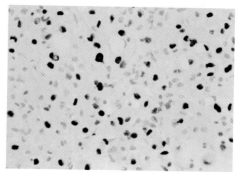

图2-14-8 TTF-1免疫组化染色阳性

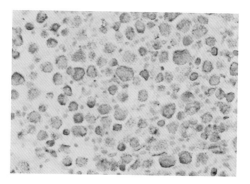

图2-14-9 Napsin A免疫组化染色阳性

鉴别诊断

◆ 反应性间皮细胞（图2-14-10）：细胞及细胞核可很大，但核质比稍高或维持不变，细胞大小较一致，核异型性较小，一般不呈三维细胞团。

◆ 间皮瘤（图2-14-11）：可出现三维细胞团和乳头状细胞团，核异型性明显，但细胞团块切片基本无腺体状分化，免疫染色可鉴别。确认间皮起源的标志物包括Calretinin、CK5/6、WT-1和D2-40；提示间皮瘤的表现包括EMA强细胞膜染色，Ki-67（>20%），P53强阳性和FISH检测p16缺失。相反，间皮瘤细胞为Ber-EP4、MOC-31、B72.3及单克隆CEA阴性。

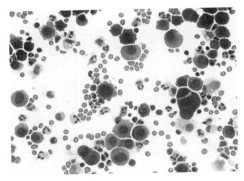

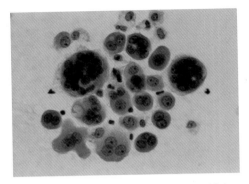

图2-14-10　反应性间皮细胞（胸腔积液样本，DQ染色，中倍）　　　图2-14-11　间皮瘤（胸腔积液样本，液基制片，巴氏染色，高倍）

◆ 黑色素瘤（图2-14-12）：孤立或成团的瘤细胞较大，呈圆形或纺锤形，可有双核和巨大核仁，可见异型性核分裂象，胞质内可见黑色素，并伴有吞噬色素的组织细胞。另外，细胞团块切片免疫组化染色（S-100，Melan A，SOX10，HMB45，Tyrosinase）可帮助鉴别。

◆ 其他转移癌：如乳腺导管癌（图2-14-13）、胃癌及大肠癌等。临床病史和细胞团块染色可帮助鉴别。

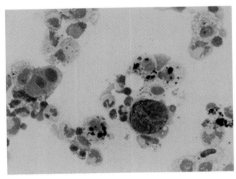

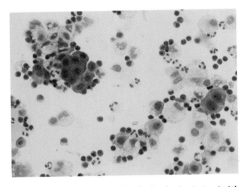

图2-14-12　黑色素瘤（胸腔积液样本，DQ染色，高倍）　　　图2-14-13　乳腺导管癌（胸腔积液样本，DQ染色，中倍）

学习要点

引起浆膜腔积液的恶性肿瘤大多为腺癌，其中肺腺癌和乳腺癌分别占30%和25%。积液中的腺癌细胞可以表现为乳头状簇、球状或腺体状。当大型三维细胞集群或炮弹状细胞集群存在时，可能的诊断包括乳腺癌、肺癌、恶性间皮瘤和卵巢上皮性肿瘤。

胸腔积液中常可发现乳腺导管癌细胞，而腹腔积液中常可发现乳腺小叶癌细胞。乳腺癌的病史往往很长，因此，乳腺癌细胞很少出现在隐匿性恶性肿瘤积液中。而肺腺癌是隐匿性恶性肿瘤胸腔积液最常见的原因。

腺癌浆膜腔积液形态学提示

细胞排列

◆ 腺泡。

◆ 三维立体球状（乳腺癌中常见）。

◆ 乳头状结构（常见于胃肠道癌或卵巢癌）。

◆ 没有集群，呈单个细胞（常见于乳腺癌、肺癌、胃肠道癌）。

细胞形态

◆ 核质比高。

◆ 核膜不规则。

◆ 染色质异常。

◆ 核仁大。

◆ 分泌性空泡（浆液性或黏液性）。

◆ 印戒细胞（常见于胃癌、乳腺小叶癌）。

◆ 胞质内空泡（常见于乳腺小叶癌）。

◆ 极性空泡（常见于卵巢浆液性癌、胰腺癌）。

◆ 奇异的巨细胞（常见于胰腺或肺腺癌）。

浆液性体液免疫染色

确认腺癌：Ber-EP4（+），MOC-31（+），B72.3（+），单克隆CEA（+）。

确认间皮起源：Calretinin（+），CK5/6（+），WT-1（+），D2-40（+），Ber-EP4（+），MOC-31（+）。

提示/确认间皮瘤：EMA（胞质染色明显），Ki-67（>20%），P53强阳性。

CK7（＋）和CK20（＋）

◆ 尿路上皮癌［P63（＋），P53（＋），Uroplakin（＋）］。

◆ 卵巢黏液性癌［CA125（＋），Mucicarmine（＋），CK20局灶阳性或阴性，广泛强阳性少见］。

CK7（＋）和CK20（－）

◆ 肺腺癌［Ber-EP4（＋），TTF-1（＋），SP-A（＋），NapsinA（＋）］。

◆ 间皮瘤［Calretinin（＋），CK5/6（＋），WT-1（＋），P16缺失］。

◆ 乳腺癌［ER（＋），PR（＋），乳腺球蛋白（＋），GCDPF15（＋），GATA3（＋）］。

◆ 浆液性卵巢癌［PAX-8（＋），P53（＋），P16（＋），WT-1（＋），Mucicarmine（－）］。

◆ 子宫内膜癌［PR（＋），ER（＋），PAX-8（＋）］。

◆ 透明细胞癌［PAX-8（＋），HNF-16（＋），Napsin A（＋）］。

◆ 甲状腺癌［TTF-1（＋），甲状腺球蛋白（＋），PAX-8（＋）］。

CK7（－）和CK20（－）

◆ 鳞状细胞癌［P40/P63（＋），CK5/6（＋）］。

◆ 前列腺癌［AR（＋），PSA（＋），PSAP（＋），Prostein（＋）］。

◆ 肾细胞癌［CA9（＋），RCC（＋），CD10（＋），PAX-2（＋），PAX-8（＋）］。

◆ 肝细胞癌［AFP（＋），精氨酸酶-1（＋），Hep Par-1（＋），磷脂酰肌醇聚糖-3（＋）］。

CK7（－）和CK20（＋）

◆ 大肠癌［CDX-2（＋），Villin（＋）］。

◆ Merkel细胞癌［Synaptophysin（＋），CD56（＋），CM2B4 Merkel细胞多瘤病毒］。

（李再波　赵澄泉）

病例15

病史

　　女性，72岁，呼吸困难，胸腔积液，取胸腔积液样本，细胞离心制片，巴氏染色（图2-15-1～2-15-4）。

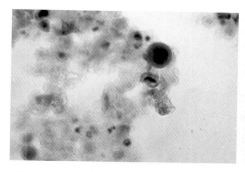

图2-15-1　胸腔积液样本（细胞离心制片，巴氏染色，高倍）

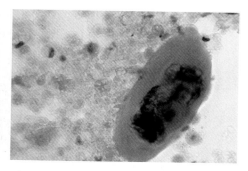

图2-15-2　胸腔积液样本（细胞离心制片，巴氏染色，高倍）

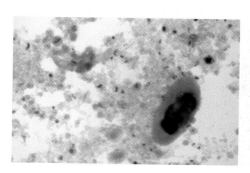

图2-15-3　胸腔积液样本（细胞离心制片，巴氏染色，高倍）

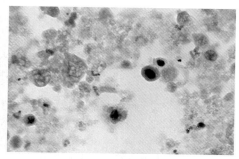

图2-15-4　胸腔积液样本（细胞离心制片，巴氏染色，高倍）

诊断选择

A. 腺癌

B. 间皮瘤

C. 低分化非小细胞癌

D. 鳞状细胞癌

显微镜下的形态

如图2-15-1~2-15-4，在坏死细胞背景中可见单个异型的恶性细胞，大小不一，大细胞见多核，核居中，核染色质深而不清，未见核仁，胞质深染，有角化现象，坏死背景中还可见角化胞质碎片。

细胞学最终诊断

鳞状细胞癌（squamous cells carcinoma）

鉴别诊断

◆ 间皮瘤（图2-15-5）：可单个散在或聚集，核居中、异型，胞质深染，与鳞状细胞癌有形态上的共性，然而间皮瘤可见成团细胞且有扇形花边，细胞间的开窗现象及突出大核仁，"核抱核"现象有助于区别，且间皮瘤免疫组化染色透明质酸酶阳性，波形蛋白（Vimentin）阳性，钙网膜蛋白（Calretinin）阳性，癌胚抗原（carcinoembryonic antigen, CEA）阴性，甲状腺转录因子-1（Thyroid transcription factor-1,TTF-1）阴性。

◆ 恶性黑色素瘤（图2-15-6）：瘤细胞可单个散在，异型明显，但突出的大核仁、特征性的胞质黑色素颗粒，以及抗黑色素瘤抗体（anti-melanoma antibody, HMB45）阳性、S-100阳性有助于区别。

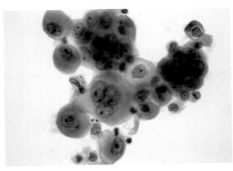

图2-15-5　间皮瘤（胸腔积液样本，液基制片，巴氏染色，高倍）

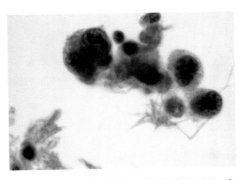

图2-15-6　恶性黑色素瘤（胸腔积液样本，液基制片，巴氏染色，高倍）

学习要点

　　浆膜腔积液中发现的恶性肿瘤多为转移瘤，且以腺癌常见，鳞状细胞癌不常见。其原发部位可以是头颈部、肺、皮肤或宫颈等。角化型鳞状细胞癌的细胞形态学表现为细胞单个散在或松散聚集，多形性明显，胞核增大、不规则、深染；胞质可呈浓橘黄色（巴氏染色）。在浆膜腔积液中非角化型鳞状细胞癌较角化型鳞状细胞癌更常见，其细胞聚集成团，细胞边界不清，有时酷似腺癌细胞（图2-15-7）。若在形态学上恶性细胞具有鳞状细胞癌的基本特征，诊断上并不难，但要注意区别形态上类似的其他恶性肿瘤，如间皮瘤、恶性黑色素瘤、低分化癌等，临床病史可提供一定帮助，在诊断不确定时，系列免疫组化有助于确诊。

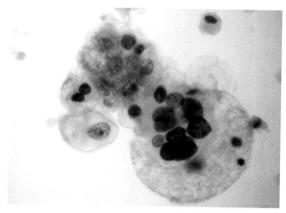

图2-15-7　鳞状细胞癌转移（胸腔积液样本，
液基制片，巴氏染色，高倍）

（曹跃华　杨　敏）

病例16

病史

男性，55岁，吸烟史，肺占位性病变，胸腔积液，胸腔积液样本细胞离心制片，风干后DQ染色，以及酒精固定后巴氏染色（图2-16-1～2-16-4）。

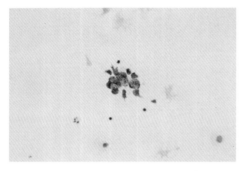

图2-16-1　胸腔积液样本（液基制片，巴氏染色，高倍）

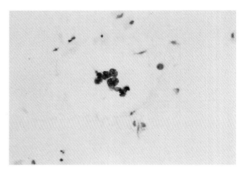

图2-16-2　胸腔积液样本（液基制片，巴氏染色，高倍）

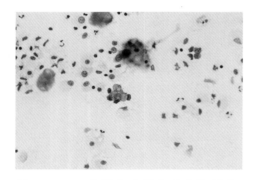

图2-16-3　胸腔积液样本（液基制片，巴氏染色，高倍）

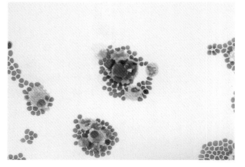

图2-16-4　胸腔积液样本（细胞离心制片，DQ染色，高倍）

诊断选择

A. 反应性间皮细胞

B. 间皮瘤

C. 黑色素瘤

D. 淋巴细胞或淋巴细胞增生性疾病

E. 肺小细胞癌

显微镜下的形态

如图2-16-1～2-16-4，细胞小到中等大小，胞质少，核质比高，核异型明显，深染，点画状染色质，核分裂象多，核仁不明显，核排列拥挤。

细胞学最终诊断

小细胞癌（small cell carainoma，图2-16-5）

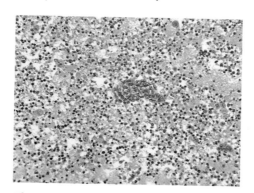

图2-16-5　小细胞癌（胸腔积液样本
细胞块，HE染色，低倍）

细胞形态学特征

◆ 细胞小，排列拥挤。

◆ 胞质少，核质比高。

◆ 核异型明显，深染，核仁不明显。

◆ 背景常见坏死和凋亡小体。

◆ 细胞团免疫组化可显示肿瘤细胞为TTF-1、CD56、突触和嗜铬粒蛋白染色阳性，Ki-67的增殖指数很高（图2-16-6～2-16-9）。

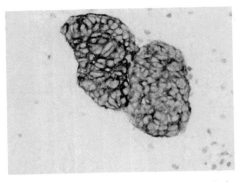

图2-16-6　Synaptophysin免疫组化染色
阳性

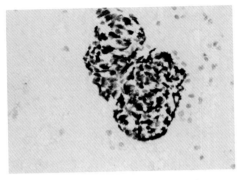

图2-16-7　TTF-1免疫组化染色阳性

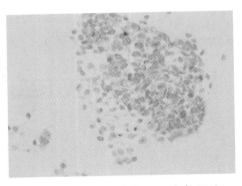

图2-16-8　P40免疫组化染色阴性

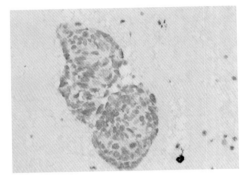

图2-16-9　CK7免疫组化染色阴性

鉴别诊断

◆ 反应性间皮细胞：细胞及细胞核可很大，但核质比稍高或维持不变，细胞大小较一致，核异型性较小。

◆ 间皮瘤：核异型性明显，但核质比较小细胞癌高，细胞可呈团存在，免疫染色可鉴别。确认间皮起源的标志物包括Calretinin、CK5/6、WT-1和D2-40；提示间皮瘤的包括EMA强细胞膜染色、Ki-67（>20%）、P53强阳性和FISH检测p16缺失。

◆ 黑色素瘤：单个散在的瘤细胞，呈圆形或纺锤形，也可多形性，可有双核和巨大核仁，可见异型性核分裂象，胞质内可见黑色素，并伴有吞噬色素的组织细胞。另外，细胞团块切片免疫组化染色（S-100、Melan A、SOX10、HMB45、Tyrosinase）可帮助鉴别。

◆ 良性淋巴细胞、淋巴瘤或淋巴细胞增生性疾病：细胞多松散存在，核小，圆形，胞质少，染色质粗，核仁可在未成熟的细胞或淋巴瘤细胞中突出，细胞凋亡与坏死不常见，细胞核没有神经内分泌细胞的特征。

◆ 肺腺癌：单个或小簇细胞，细胞大，核大且染色质深染，胞质丰富，可见一个或多个核仁，胞质内亦可见空泡。细胞团块切片可见成团细胞具腺体状分化，Ber-EP4和VU1D9染色可显示腺癌细胞，TTF-1、CK7和Napsin A免疫染色阳性可确诊为肺来源的腺癌。

学习要点

小细胞癌占原发性肺癌的15%～20%，常表现为肺门肿块。大多数患者是男性吸烟者（80%），患者的临床症状常与病变的中央部位及局部扩散有关，预后差（5年生存率<10%），大多数患者并不适合手术，一般进行化疗和（或）放疗，因此，应与非小细胞癌区别开。胸腔积液标本可以做细胞块而进行免疫组化，可帮助确定癌细胞来源。患者的病史也有助于诊断。小细胞癌具有神经内分泌标志物如嗜铬粒蛋白和突触素、TTF-1染色阳性，细胞角蛋白显示为点状染色，Ki-67增殖指数通常为50%～75%或更高。

（李再波　赵澄泉）

病例17

病史

女性，50岁，胸腔积液，胸腔积液样本细胞离心制片，风干后DQ染色，以及酒精固定后巴氏染色（图2-17-1～2-17-5）。

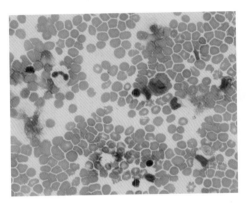

图2-17-1　胸腔积液样本（细胞离心制片，DQ染色，高倍）

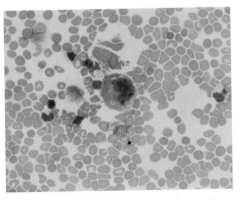

图2-17-2　胸腔积液样本（细胞离心制片，DQ染色，高倍）

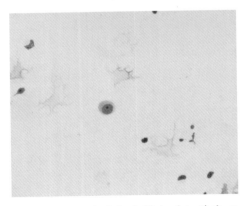

图2-17-3　胸腔积液样本（细胞离心制片，巴氏染色，高倍）

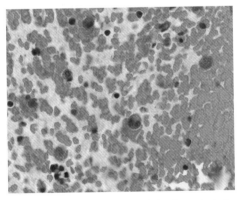

图2-17-4　胸腔积液样本（细胞块包埋，HE染色，高倍）

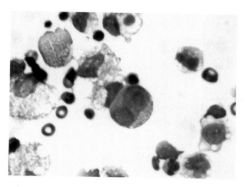

图2-17-5 胸腔积液样本（细胞离心
制片，DQ染色，高倍）

诊断选择

    A. 间皮瘤

    B. 黑色素瘤

    C. 未见肿瘤细胞

    D. 霍奇金淋巴瘤

显微镜下的形态

如图2-17-1～2-17-5，可见单个散在、形态异常的大细胞，见双核，核
形状不规则，染色质异常并具有显著巨大的核仁。

细胞学最终诊断

霍奇金淋巴瘤（Hodgkin's lymphoma）

细胞形态学特征

◆ 可见单个散在、形态异常的大细胞，常见双核，核形状不规则，染色
质异常并具有显著巨大的核仁。

◆ 细胞团块免疫染色显示肿瘤细胞为CD30、CD15、CD45阳性（图
2-17-6～2-17-9）。

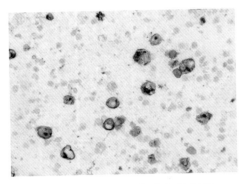
图2-17-6　CD30免疫组化阳性

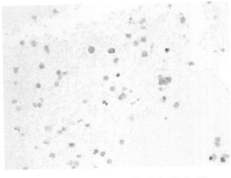
图2-17-7　CD15免疫组化阳性

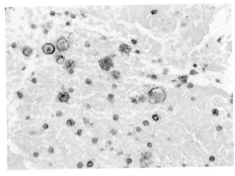
图2-17-8　CD45免疫组化阳性

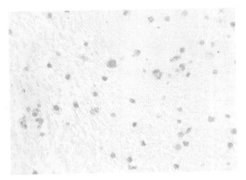
图2-17-9　WT-1免疫组化阴性

鉴别诊断

◆ 反应性间皮细胞：细胞及细胞核可很大，但核质比稍高或维持不变，细胞大小较一致，核异型性无或极低。

◆ 间皮瘤：核异型性可明显，细胞可成团聚集，免疫染色有助于鉴别。确认间皮起源的标志物包括Calretinin、CK5/6、WT-1和D2-40；提示间皮瘤的EMA强细胞膜染色、Ki-67（>20%）、P53强阳性和FISH检测p16缺失。

◆ 黑色素瘤：孤立或成团的瘤细胞，呈圆形或纺锤形，可有双核和巨大核仁，可见异型性核分裂象，胞质内可见黑色素，并伴有吞噬色素的组织细胞。另外，细胞团块切片免疫组化染色（S-100、Melan A、SOX10、

HMB45、Tyrosinase）可帮助鉴别。

◆ 良性淋巴细胞：细胞多松散存在，核小，圆形，胞质少。

◆ 肺腺癌：单个或小簇细胞，细胞大，核大且染色质深染，胞质可丰富，可见一个或多个核仁，胞质内亦可见空泡。细胞团块切片可见成团细胞具腺体状分化，Ber-EP4和VU1D9染色可显示腺癌细胞，TTF-1、CK7和Napsin A免疫染色阳性可确诊为肺来源的腺癌。

学习要点

霍奇金淋巴瘤多见于年轻患者，多起源于淋巴结，可伴有胸腔或腹腔转移。细胞学可能见到典型的Reed-Sternberg细胞（R-S细胞，图2-17-5）。制备细胞团块做免疫组化（CD30、CD15、CD45）可帮助诊断。患者临床病史很重要。流式细胞学对霍奇金淋巴瘤的诊断无帮助，但可排除其他淋巴瘤，尤其是B细胞淋巴瘤。

（李再波　赵澄泉）

病例18

病史

　　女性，59岁，盆腔包块，手术切除后，盆腔冲洗液，样本细胞离心制片，风干后DQ染色，以及酒精固定后巴氏染色（图2-18-1～2-18-4）。

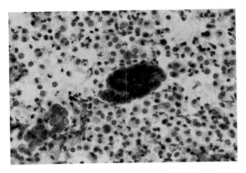

图2-18-1　盆腔冲洗液样本（细胞离心制片，巴氏染色，高倍）

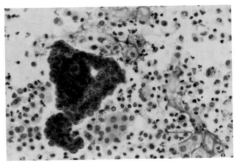

图2-18-2　盆腔冲洗液样本（细胞离心制片，巴氏染色，高倍）

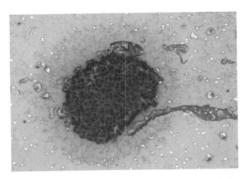

图2-18-3　盆腔冲洗液样本（细胞离心制片，DQ染色，高倍）

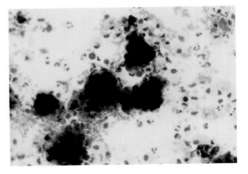

图2-18-4　盆腔冲洗液样本（细胞离心制片，巴氏染色，高倍）

诊断选择

　　A. 反应性间皮细胞

B. 子宫内膜异位症

C. 转移性腺癌

D. 恶性间皮细胞瘤

显微镜下的形态

如图2-18-1～2-18-4，盆腔冲洗液中可见正常子宫内膜上皮细胞以及间质细胞，没有任何非典型细胞存在。

细胞学最终诊断

子宫内膜异位症（endometriosis，图2-18-5）

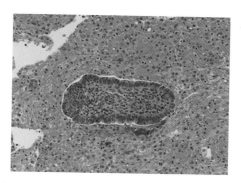

图2-18-5　子宫内膜异位症（盆腔冲洗液样本细胞团块切片，HE染色，低倍）

细胞形态学特征

◆ 细胞紧密聚集成乳头状结构。

◆ 多为单层排列，极少见单个细胞散在。

◆ 细胞形态规则、大小一致，圆形或卵圆形，胞质少而嗜碱性染色，核质比大。

◆ 核膜光滑，染色质细而均匀，核仁不明显。

◆ 可见纤毛。

鉴别诊断

◆ 反应性间皮细胞：细胞及细胞核可很大，但核质比稍高或维持不变，细胞大小较一致，核异型性无或极低，一般不见腺体状结构。

◆ 间皮瘤：核异型性明显，细胞可成团聚集，免疫染色可鉴别。确认间皮起源的标志物包括Calretinin、CK5/6、WT-1和D2-40；提示间皮瘤的EMA强细胞膜染色、Ki-67（>20%）、P53强阳性和FISH检测p16缺失。

◆ 腺癌：单个或小簇细胞，细胞大，核大且染色质深染，胞质可丰富，可见一个或多个核仁，胞质内亦可见空泡。细胞团块切片可见成团细胞具腺体状分化，异型性明显。

学习要点

子宫内膜异位症是正常子宫黏膜上皮细胞和间质细胞异位生长于大网膜、腹腔、盆腔、卵巢、输卵管以及其他非子宫内膜部位的一种常见妇科疾病。患者常常表现为痛经、月经异常、不孕和性交疼痛，以及伴随月经而来的周期性局部肿块及疼痛。其诊断很难从盆腔冲洗液细胞学中诊断，要结合临床和形态学方可确诊。组织病理学诊断子宫内膜异位症一般需要3种细胞，包括子宫内膜上皮细胞、间质细胞和含铁血黄素细胞其中的任意2种。但只有不到1/3的子宫内膜异位症患者的盆腔冲洗液可见到含铁血黄素细胞，而且含铁血黄素细胞可出现于任何盆腔内有出血状况时，当然如果同时在盆腔冲洗液中发现子宫内膜上皮细胞以及间质细胞，并在细胞蜡块中发现典型的子宫内膜组织（即子宫内膜上皮伴有间质），则可确定诊断。常见细胞围绕着砂粒体而被误读为恶性肿瘤，但存在纤毛可提示良性。如果对诊断仍然有疑问，免疫组织化学CD10阳性可协助定性子宫内膜的间质细胞。最重要的是不要把细胞异型的子宫内膜异位症腺体误诊为恶性肿瘤。

（李再波 赵澄泉）

病例19

病史

女性，59岁，盆腔包块，手术切除后，盆腔冲洗液，样本细胞离心制片，
风干后DQ染色，以及酒精固定后巴氏染色（图2-19-1～2-19-4）。

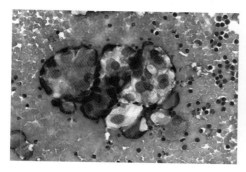

图2-19-1 盆腔冲洗液样本（细胞离心制片，DQ染色，高倍）

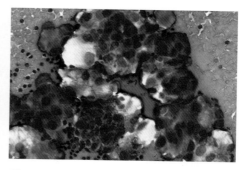

图2-19-2 盆腔冲洗液样本（细胞离心制片，DQ染色，高倍）

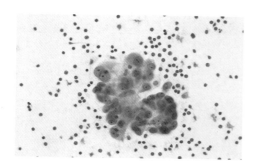

图2-19-3 盆腔冲洗液样本（细胞离心制片，巴氏染色，高倍）

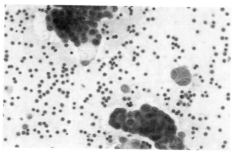

图2-19-4 盆腔冲洗液样本（细胞离心制片，巴氏染色，高倍）

诊断选择

A. 反应性间皮细胞

B. 子宫内膜异位症

C. 腺癌

D．恶性间皮细胞瘤

显微镜下的形态

镜下可见团簇状或散在癌细胞，核大，圆形，核异型性明显，胞质少或成空泡状，染色质粗。

细胞学最终诊断

腺癌，倾向于子宫内膜癌（adenocarcinoma, favoring endometrial）

细胞形态学特征

◆ 癌细胞呈团簇状或散在，明显异型。

◆ 核大，圆形染色质粗大，细胞核呈多形性。

◆ 胞质少，可见分泌空泡。

鉴别诊断

◆ 反应性间皮细胞：细胞及细胞核可增加，但核质比稍高或维持不变，细胞大小较一致，核异型性无或极低，一般不见腺体状结构。

◆ 间皮瘤：核异型性明显，细胞可呈团簇状，免疫染色有助于鉴别。确认间皮起源的标志物包括Calretinin、CK5/6、WT-1和D2-40；提示间皮瘤的EMA强细胞膜染色（图2-19-5）、Ki-67（>20%）、P53强阳性和FISH检测p16缺失。

◆ 子宫内膜异位症：盆腔冲洗液中可见正常子宫内膜上皮细胞以及间质细胞，没有非典型细胞存在。

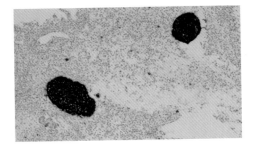

图2-19-5 EMA免疫组化

学习要点

子宫内膜癌可以经至少3种途径进入盆腔。第一种是肿瘤直接浸润性生长，穿透整个子宫壁进入盆腔；第二种是经血管和淋巴管转移进入盆腔；第三种是肿瘤可经输卵管逆行进入盆腔。大多数子宫内膜癌患者伴有盆腔冲洗液细胞学阳性，手术分期时可见肿瘤波及卵巢、输卵管或者淋巴结，这些患者中的大部分可在宫颈涂片中发现肿瘤细胞。但也有一些患者，原发性肿瘤仅仅局限于子宫或者局限于子宫内膜内，但盆腔冲洗液细胞学检查为阳性，所以有少部分患者的肿瘤细胞可经输卵管逆行扩展至盆腔。很多子宫内膜癌患者的输卵管内膜可见肿瘤细胞也间接支持这个论点。

子宫内膜癌中最常见的组织类型是子宫内膜样腺癌，大约占子宫内膜癌的80%，其分化程度也从高分化至低分化，甚至未分化不等。高分化的子宫内膜样腺癌的形态跟正常子宫内膜几乎没有什么差别，只是组织结构上形成了分支乳头状或筛网状腺体，伴有很小的核异型，一般可呈整齐增大的透亮泡状核，常常伴有鳞状上皮化生，尤其是桑葚样鳞状上皮化生。低分化的子宫内膜样腺癌除了腺体结构异型外，核异型性明显，核染色加深，并可见显著核仁。

所以，盆腔冲洗液中子宫内膜样腺癌的细胞学形态是变化多样的，一般来说癌细胞呈团簇状或散在，核大，圆形，染色质粗大，细胞核呈多形性，胞质少，或为空泡状。细胞蜡块切片中可见典型子宫内膜样腺癌的腺体结构，并伴有桑葚样鳞状上皮化生。

其他少见的子宫内膜癌，如浆液性腺癌、透明细胞癌、癌肉瘤和未分化癌均可于盆腔冲洗液中发现肿瘤细胞，出现概率高于普通的子宫内膜样腺癌。其盆腔冲洗液的细胞形态则取决于肿瘤的类型。如果是浆液性腺癌，与卵巢浆液性腺癌相似。透明细胞癌和未分化癌则与低分化高恶性子宫内膜样腺癌相似。癌肉瘤则取决于是癌细胞还是肉瘤细胞累及盆腔，大多数情况下盆腔冲洗液中只能见到腺癌成分，但偶尔也能见到癌细胞和肉瘤细胞两种成分同时出现于盆腔冲洗液内，有时盆腔冲洗液中则只出现肉瘤细胞。

虽然对盆腔冲洗液细胞学检查的意义还有不少的争论，但整体来说，子宫内膜癌患者出现盆腔冲洗液细胞学检查阳性是预后不佳的一个指征。

（李再波　赵澄泉）

病例20

病史

男性，70岁，体重减少5kg，影像学检查示胆道占位性病变，胆道刷取样本，细胞离心制片，巴氏染色（图2-20-1，2-20-2）。

 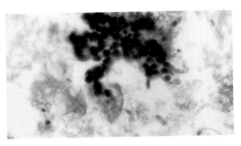

图2-20-1　胆道刷取样本（传统涂片，巴氏染色，高倍）

图2-20-2　胆道刷取样本（传统涂片，巴氏染色，高倍）

诊断选择

A. 神经内分泌肿瘤

B. 良性胆道上皮细胞

C. 腺癌

D. 鳞状细胞癌

显微镜下的形态

如图2-20-1、2-20-2，片状、蜂窝状排列的上皮细胞，细胞有轻微异型，但细胞排列基本规则，形态、大小相似，为柱状上皮细胞，核染色质细颗粒状，分布均匀，核膜光滑，可见小核仁，核质比不高，背景中可见血性成分。

细胞学最终诊断

恶性肿瘤细胞阴性，良性胆道上皮细胞

细胞形态学特征

◆ 规则片状的柱状上皮细胞，蜂窝状排列。

◆ 细胞及核的形态、大小规则。

◆ 核膜光滑，核染色质细颗粒状，分布均匀，核仁小而规则。

◆ 细胞边界明显而清晰，核质比不高。

鉴别诊断

◆ 腺癌（图2-20-3）：反应性胆道上皮细胞的异型性有时酷似腺癌，要注意区别，区别的关键是恶性细胞的核改变一定具有恶性特征，而反应性改变中核的改变及核质比均在良性范围，如无核膜的不规则、核质比正常等。

学习要点

　　胆道占位性病变的患者常采用胆管刷取样本，因此，评价样本主要基于判断取样细胞为良性还是恶性，良恶性之分的关键是解读细胞之间的排列、核的异型性以及核质比。良性胆道上皮细胞（图2-20-4）多为蜂窝状、片状排列，核形态温和，细胞间异型性较小。本例样本虽未见恶性肿瘤细胞，结合临床并不能排除肿瘤的可能，原因有可能是未取到病变细胞。当然，判读时也不能仅依据病史及细胞的轻度异型而误读为肿瘤。

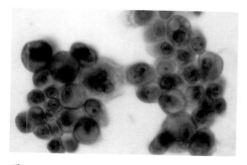

图2-20-3　胆管腺癌（胆总管刷取样本，传统涂片，巴氏染色，高倍）

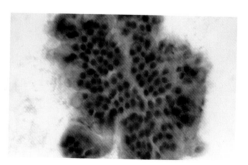

图2-20-4　良性胆道上皮细胞（胆总管刷取样本，传统涂片，巴氏染色，高倍）

（曹跃华　杨　敏）

病例21

病史

男性，51岁，胆道占位性病变，胆总管狭窄处刷取样本，直接涂片固定，巴氏染色（图2-21-1～2-21-3）。

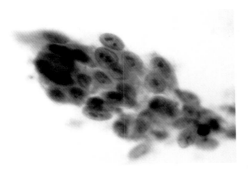
图2-21-1　胆道刷取样本（传统涂片，巴氏染色，高倍）

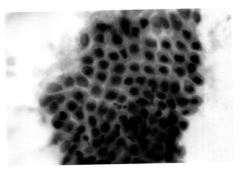
图2-21-2　胆道刷取样本（传统涂片，巴氏染色，高倍）

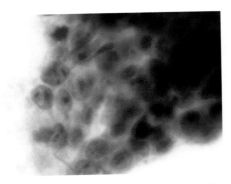
图2-21-3　胆道刷取样本（传统涂片，巴氏染色，高倍）

诊断选择

A. 良性胆管上皮

B. 腺癌

C. 鳞状细胞癌

D. 肉瘤

显微镜下的形态

如图2-21-1～2-21-3，样本中见到两类上皮细胞，一类为片状规则、蜂窝状排列的良性柱状腺上皮细胞（图2-21-2），细胞之间及核之间的形态、大小相似，核质比正常；另一类为团状不规则排列的恶性细胞（图2-21-1，2-21-3），细胞间异型性较大，核质比较高，细胞核明显增大而不规则，核膜不规则，核仁突出而不规则。

细胞学最终诊断

腺癌（adenocarcinoma，图2-21-4）

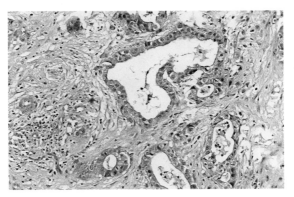

图2-21-4　腺癌（胆道刷取样本细胞块切片，
HE染色，高倍）

细胞形态学特征

◆ 细胞排列不规则，明显异型。

◆ 核质比高，核不规则、深染，核仁明显而不规则。

◆ 细胞边界不清，背景有坏死组织。

学习要点

　　本例中见到两类在形态上有十分明显区别的细胞，细胞排列规则的良性柱状上皮细胞（图2-21-2）以及明显异型性的恶性腺样上皮细胞（图2-21-1，2-21-3），在诊断上解读为腺癌并不困难。

（曹跃华　杨　敏）

第三部分
细针穿刺细胞学（FNA）病例

病例1

男性，43岁，近期咳嗽，发热，体重减轻，CT示右肺上叶不规则腔状包块，CT引导下细针穿刺，样本涂片，巴氏染色（图3-1-1～3-1-5）。

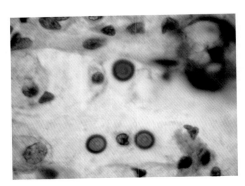

图3-1-1　肺细针穿刺样本（传统涂片，巴氏染色，高倍）

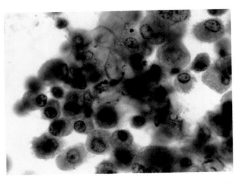

图3-1-2　肺细针穿刺样本（传统涂片，巴氏染色，高倍）

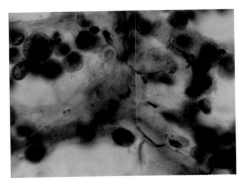

图3-1-3　肺细针穿刺样本（传统涂片，巴氏染色，高倍）

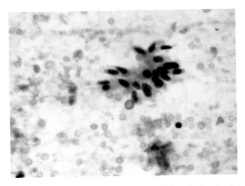

图3-1-4　肺细针穿刺样本（传统涂片，巴氏染色，高倍）

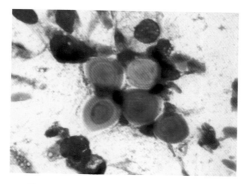

图3-1-5　肺细针穿刺样本（传统
涂片，DQ染色，高倍）

诊断选择

A. 腺癌

B. 新型隐球菌感染

C. 坏死性肉芽肿

D. 组织胞浆菌感染

显微镜下的形态

如图3-1-1～3-1-5，大片坏死背景中，见单个的圆形体，大小不一，双层厚壁，有的呈出芽形态，聚集的柱状上皮细胞，细胞规则排列，核染色质深而分布均匀。

细胞学最终诊断

新型隐球菌（cryptococcus neoformans）感染

细胞形态学特征

◆ 形状为布丁状，大小不一。

◆ 狭窄的底部，黏蛋白状厚荚膜及反光的中心。

学习要点

　　新型隐球菌属于真菌类，存在于土壤及鸟粪中，它可以是经呼吸道吸入引起的原发感染，也可以是免疫抑制治疗引起的机会性感染，可侵及身体的不同部位。若侵及肺，临床上可出现反复咳嗽、发热及体重减轻，细胞形态学特征（图3-1-6～3-1-9中的红箭头）为双层荚膜布丁状及泪滴状形态，PAS染色可进一步确诊，诊断中的坏死背景以及反应性的异型上皮细胞有时可被误读为恶性细胞，要引起注意。

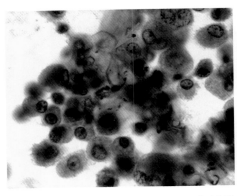

图3-1-6　新型隐球菌（肺细针穿刺样本，传统涂片，巴氏染色，高倍）

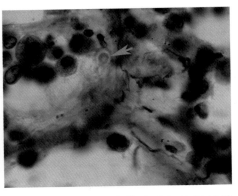

图3-1-7　新型隐球菌（肺细针穿刺样本，传统涂片，巴氏染色，高倍）

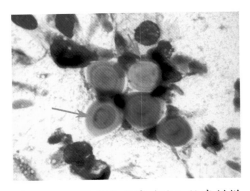

图3-1-8　新型隐球菌（肺细针穿刺样本，传统涂片，QD染色，高倍）

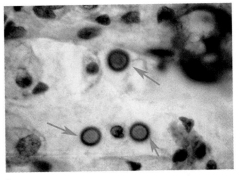

图3-1-9　新型隐球菌（肺细针穿刺样本，传统涂片，巴氏染色，高倍）

（曹跃华　杨　敏）

病例2

病史

男性，45岁，双肺移植后3个月，X线片上见空洞性病灶，CT引导下细针穿刺，取样涂片后风干DQ染色及涂片后固定，巴氏染色（图3-2-1～3-2-5）。

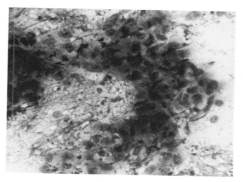

图3-2-1　肺细针穿刺样本（传统涂片，DQ染色，高倍）

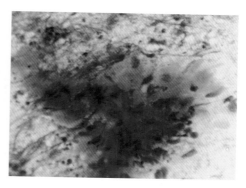

图3-2-2　肺细针穿刺样本（传统涂片，DQ染色，高倍）

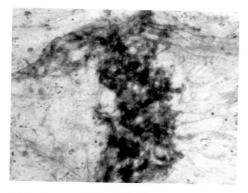

图3-2-3　肺细针穿刺样本（传统涂片，巴氏染色，高倍）

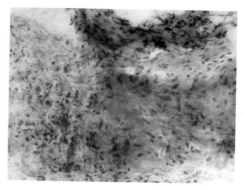

图3-2-4　肺细针穿刺样本（传统涂片，巴氏染色，高倍）

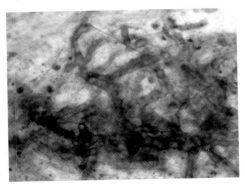

图3-2-5　肺细针穿刺样本（传统涂片，
巴氏染色，高倍）

诊断选择

A. 样本杂质污染，无诊断意义

B. 曲霉菌

C. 白色念珠菌

D. 新型隐球菌

显微镜下的形态

如图3-2-1～3-2-5，纵横交错的分枝杆状微生物，典型的45°分枝，平行走向的细胞壁，且可见分隔菌丝。上皮细胞的反应性改变，未见细胞核的恶性特征，明显炎性背景。

细胞学最终诊断

曲霉菌（Aspergillus，图3-2-6）

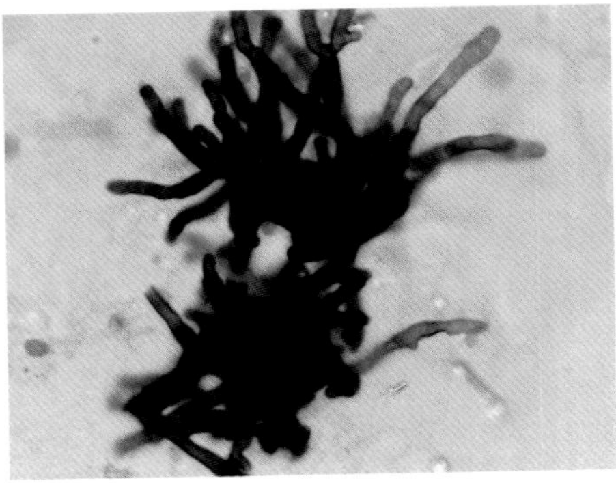

细胞形态学特征

◆ 分枝杆状，菌丝呈45°锐角的分枝。

◆ 平行走向的细胞壁，分隔菌丝。

图3-2-6　肺曲霉菌（肺细针穿刺样本，传统涂片，GMS染色，高倍）

◆ 炎性背景。

学习要点

　　曲霉菌（aspergillus）为真菌，由此引起的感染称为曲霉菌病（aspergillosis）。正常人吸入曲霉菌的孢子不会发病，但有免疫抑制病史的患者则可致病，形成空洞性病灶，在X线片上酷似癌，可引起鳞状上皮细胞的反应性改变而酷似恶性肿瘤细胞。在形态上注意与白色念珠菌相鉴别，后者的形态特征为由圆形或椭圆形芽生孢子及细长而直的假菌丝组成。而曲霉菌（图3-2-7，3-2-8）的特征性形态为菌丝粗而分枝为45°，GMS染色可进一步确定。

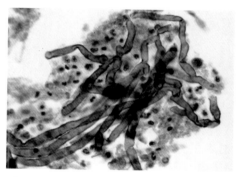 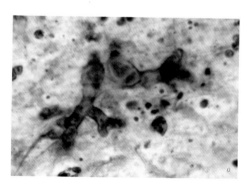

图3-2-7　肺曲霉菌（肺细针穿刺样本，传统涂片，巴氏染色，高倍）　　图3-2-8　肺曲霉菌（肺细针穿刺样本，传统涂片，巴氏染色，高倍）

（曹跃华　杨　敏）

病例3

　　女性，40岁，右下肺包块，CT引导下细针穿刺，样本涂片，风干后DQ染色及酒精固定巴氏染色，针头冲洗液离心后液基制片，巴氏染色（图3-3-1～3-3-4）。

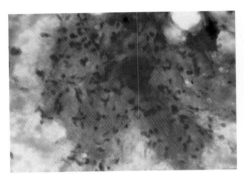

图3-3-1　肺细针穿刺样本（传统涂片，DQ染色，高倍）

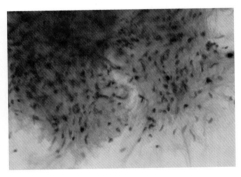

图3-3-2　肺细针穿刺样本（传统涂片，巴氏染色，高倍）

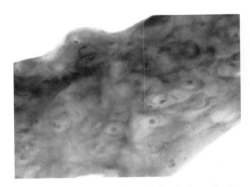

图3-3-3　肺细针穿刺样本（传统涂片，巴氏染色，高倍）

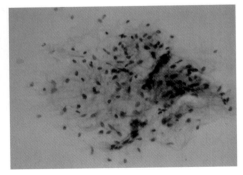

图3-3-4　肺细针穿刺样本（液基制片，巴氏染色，高倍）

诊断选择

　　A．腺癌

  B. 错构瘤

  C. 类癌

  D. 多形性腺瘤

显微镜下的形态

  如图3-3-1～3-3-4，涂片上见黏液样片状组织、软骨组织及一些上皮细胞，在风干Romanrovsky染色中显示粉红色的纤维黏液成分及软骨成分，上皮细胞温和而未见明显异型。

细胞学最终诊断

  肺错构瘤（hamartoma）

细胞形态学特征

  ◆ 纤维黏液基质及温和的梭形细胞。

  ◆ 成熟及不成熟的软骨细胞。

  ◆ 良性腺上皮细胞及脂肪细胞。

学习要点

  错构瘤（图3-3-5）是肺最常见的良性肿瘤，影像学上显示"钱币样"（界限清楚）病灶。细针穿刺样本细胞形态学特征为纤维基质以及纤维基质包裹的良性上皮细胞，还有成熟及不成熟的软骨细胞，背景干净。Romanrovsky染色可显示特征性纤维黏液成分及软骨成分。细胞形态学诊断的特异性很高。由于缺乏对此病的

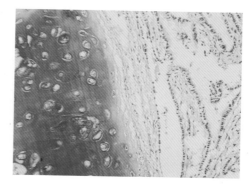

图3-3-5 肺错构瘤（组织病理切片，HE染色，高倍）

认识，可误诊为腺癌（图3-3-6）、小细胞癌及类癌（图3-3-7）。因此，在鉴

别诊断上注意与腺癌、类癌及多形性腺瘤（图3-3-8）区别。

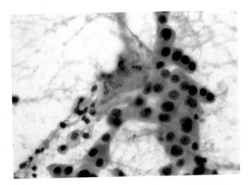

图3-3-6　肺腺癌（肺细针穿刺样本，
传统涂片，巴氏染色，高倍）

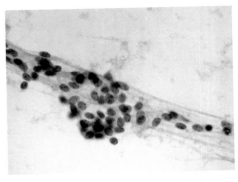

图3-3-7　类癌（肺细针穿刺样本，传
统涂片，巴氏染色，高倍）

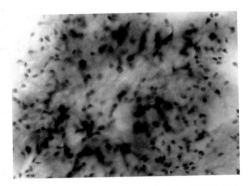

图3-3-8　多形性腺瘤（肺细针穿刺样
本，液基制片，巴氏染色，高倍）

（曹跃华　杨　敏）

病例4

病史

男性，58岁，咳嗽2个月，X线示右肺门包块，CT引导下肺细针穿刺，取样涂片后风干DQ染色及固定后巴氏染色（图3-4-1～3-4-4）。

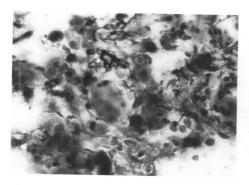

图3-4-1　肺细针穿刺样本（传统涂片，DQ染色，高倍）

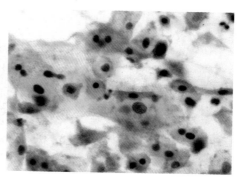

图3-4-2　肺细针穿刺样本（传统涂片，巴氏染色，高倍）

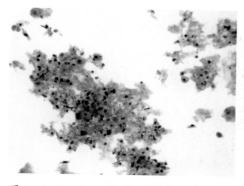

图3-4-3　肺细针穿刺样本（传统涂片，巴氏染色，低倍）

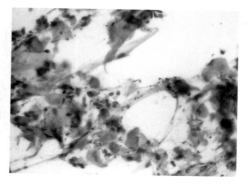

图3-4-4　肺细针穿刺样本（传统涂片，巴氏染色，高倍）

诊断选择

◆ 小细胞癌

◆ 过度角化的良性鳞状上皮细胞

◆ 鳞状细胞癌

◆ 腺癌

显微镜下的形态

细胞丰富，细胞核异型明显、核固缩、深染而畸形，未见核仁，胞质浓厚、颗粒样深染、橘黄色，见畸形细胞、梭形细胞，背景见坏死细胞碎片。

细胞学最终诊断

鳞状细胞癌（squamous cellc arcinoma，图3-4-5）

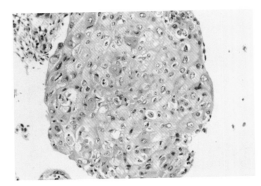

图3-4-5 肺鳞状细胞癌（肺细针穿刺样本细胞包埋，HE染色，高倍）

细胞形态学特征

◆ 大量散在单个细胞，多形性，明显变异。

◆ 核异型性明显，多角形、圆形、长条形、畸形等，固缩核，核染色过深，核仁不明显。

◆ 胞质明显角化。

学习要点

肺鳞状细胞癌（图3-4-6）大多数发生于大支气管，多为中央型。细胞形态学特征依其分化程度的高低而不同。分化较好的鳞状细胞癌（图3-4-7）可见单个散在或松散相聚的恶性鳞状细胞，细胞形态变异大，可见多角形、梭形及蝌蚪形等，角化的胞质丰富而厚实；分化差的鳞状细胞癌（图3-4-8，3-4-9）则通常呈现片状或合胞体状的瘤细胞，胞质较少，细胞边界不清，核居中，染色质粗大，有时可见核仁。鉴别诊断主要为鳞状上皮化生及反应性异型的鳞状上皮细胞，鉴别的关键是核的异型特征。

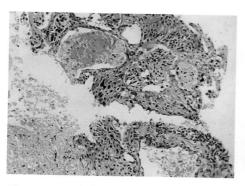

图3-4-6　肺鳞状细胞癌（肺组织病理
切片，HE染色，低倍）

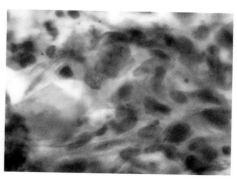

图3-4-7　肺鳞状细胞癌（肺细针穿刺
样本，传统涂片，巴氏染色，高倍）

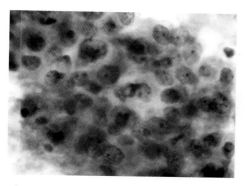

图3-4-8　肺鳞状细胞癌（肺细针穿刺
样本，传统涂片，巴氏染色，高倍）

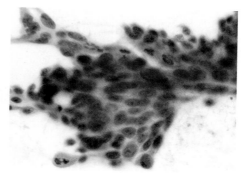

图3-4-9　肺鳞状细胞癌（肺细针穿刺
样本，传统涂片，巴氏染色，高倍）

（曹跃华　解建军）

病例5

病史

女性，78岁，左下肺包块，CT引导下肺细针穿刺，样本涂片固定，巴氏染色（图3-5-1～3-5-4）。

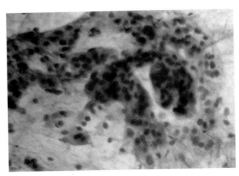

图3-5-1　肺细针穿刺样本（传统涂片，巴氏染色，高倍）

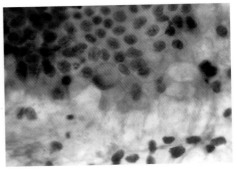

图3-5-2　肺细针穿刺样本（传统涂片，巴氏染色，高倍）

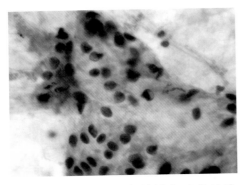

图3-5-3　肺细针穿刺样本（传统涂片，巴氏染色，高倍）

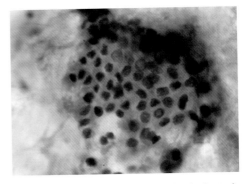

图3-5-4　肺细针穿刺样本（传统涂片，巴氏染色，高倍）

诊断选择

A. 良性支气管上皮细胞

B. 腺癌

C. 结肠癌肺转移

D. 甲状腺乳头状癌肺转移

显微镜下的形态

如图3-5-1～3-5-4，样本上皮细胞丰富，大多为柱状上皮细胞，排列相对规则，细胞之间异型性较小，可见大部分细胞呈蜂窝状排列，胞质富含分泌的黏液。胞核仍可见异型特征：大小形状不一，核膜不规则，可见细颗粒状染色质，分布不均匀，有的细胞见核沟，核仁不明显，背景中有丰富的黏液。未见柱状上皮细胞的刷状缘及纤毛。

细胞学最终诊断

腺癌（adenocarcinoma）

细胞形态学特征

◆ 三维立体结构，片状排列。

◆ 核圆形、不规则形，细颗粒状染色质。

◆ 核仁大，核膜不规则。

◆ 稀薄胞质，泡沫状或黏液样分泌空泡。

鉴别诊断

◆ 良性细胞成分：反应性支气管细胞、良性杯状细胞增生、Creola体、间皮细胞、反应性肺泡上皮细胞等良性成分有时可酷似分化较好的腺癌细胞，区别的关键是恶性肿瘤细胞的核具恶性特征，而良性细胞具良性特征，如柱状上皮细胞的刷状缘及纤毛、间质细胞的"开窗现象"、细胞间的紧密而规则的联系、核温和等特征。

◆ 转移性腺癌：病史及以前的病理形态有助于区别。转移性腺癌的某些特征性细胞形态可提示原发部位，如结肠直肠腺癌的高柱状细胞核，甲状腺乳头状癌的特殊核内包涵体、核沟等。有时仅从细胞形态很难区别肺腺癌与转移性腺癌，系列免疫组化有助于区别，可用器官的特异性抗原来识别，例如，甲状腺球蛋白、肾细胞癌抗原、前列腺特异性抗原（PSA）等。一般而言，原发性肺腺癌CK7阳性、CK20阴性、TTF-1表达约75%。

学习要点

本例为分化较好的腺癌（图3-5-5～3-5-7），癌细胞形态较温和，因而十分容易误诊为良性支气管上皮细胞，导致漏诊或诊断不足。对初学者有一定挑战性，因为大量细胞排列呈蜂窝状，形态、大小相对规则，而核的恶性特征不十分明显，这些分化较好的瘤细胞很容易被误读为良性柱状腺上皮细胞而造成诊断不足。CT引导下左下肺的细针穿刺获得如此大量的柱状上皮细胞是不太合理的，而仔细评判细胞、丰富的胞质，特别是充满分泌黏液空泡提示异常，细读细胞核，虽然核质比不高，但核体积仍较正常增大，而核与核之间有体积及形态的变异，可见核膜不规则，核染色质的异型突出（图3-5-6中的红箭头所示），甚而核内分泌空泡（图3-5-5中的黄箭头所示），综合这些特征，可判断为腺癌。此例要注意与良性柱状上皮细胞（图3-5-8，3-5-9）相鉴别。判读恶性特征的依据是，若为误抽吸的支气管上皮，不可能有如此丰富的大片状，且未见纤毛（图3-5-8、3-5-9中的黄箭头所示），高倍镜的核异型性可排除良性可能。肺腺癌病理切片见图3-5-10。

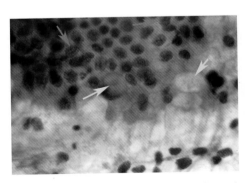

图3-5-5　高分化腺癌（肺细针穿刺样本，传统涂片，巴氏染色，高倍）

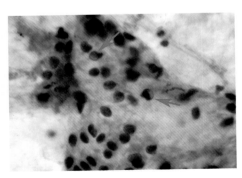

图3-5-6　高分化腺癌（肺细针穿刺样本，传统涂片，巴氏染色，高倍）

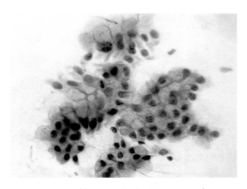

图3-5-7　高分化腺癌（肺细针穿刺样本，传统涂片，巴氏染色，高倍）

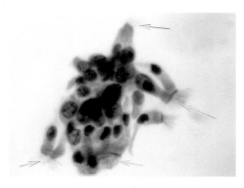

图3-5-8　具纤毛的良性柱状上皮细胞（肺细针穿刺样本，传统涂片，巴氏染色，高倍）

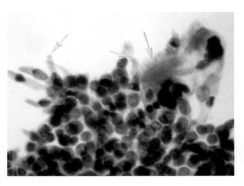

图3-5-9　具纤毛的良性柱状上皮细胞（肺细针穿刺样本，传统涂片，巴氏染色，高倍）

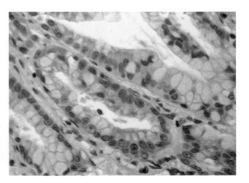

图3-5-10　肺腺癌（组织病理切片，HE染色，高倍）

（曹跃华　解建军）

病例6

男性，78岁，左下肺叶包块待查，既往肉瘤史，CT引导下肺细针穿刺，样本涂片固定，巴氏染色，制细胞块，HE染色（图3-6-1～3-6-7）。

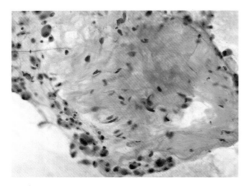

图3-6-1 左下肺细针穿刺样本（传统涂片，巴氏染色，高倍）

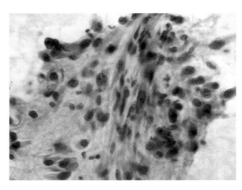

图3-6-2 左下肺细针穿刺样本（传统涂片，巴氏染色，高倍）

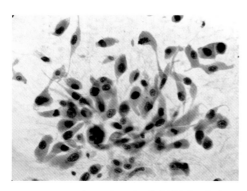

图3-6-3 左下肺细针穿刺样本（传统涂片，巴氏染色，高倍）

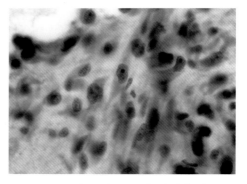

图3-6-4 左下肺细针穿刺样本（传统涂片，巴氏染色，高倍）

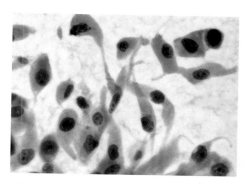

图3-6-5　左下肺细针穿刺样本（传统
涂片，巴氏染色，高倍）

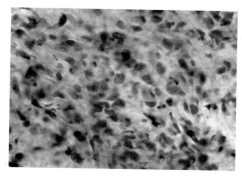

图3-6-6　左下肺细针穿刺样本（传统
涂片，巴氏染色，高倍）

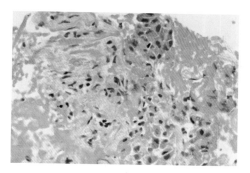

图3-6-7　左下肺细针穿刺样本（细胞
包埋，HE染色，高倍）

诊断选择

A. 鳞状细胞癌

B. 多形性腺瘤

C. 肉瘤

D. 恶性黑色素瘤

显微镜下的形态

如图3-6-1～3-6-7，细胞十分丰富，片状聚集及单个分布，梭形样细胞，形状大小不一，核明显不规则，核异型性较大，核增大，核染色质粗颗粒状、分布不均匀，核仁明显不规则，核膜不规则，胞质颗粒状，深染。

细胞学最终诊断

肉瘤（sarcoma）

细胞形态学特征

◆ 细胞可片状及聚集成群。

◆ 单个散在的、高度异型的梭形细胞。

学习要点

肉瘤（sarcoma）是源于间叶组织（包括结缔组织和肌肉）的恶性肿瘤。原发性肺肉瘤则是起源于肺间质、支气管基质的恶性肿瘤，极少见，原发性与转移性肉瘤可依临床病史及系列免疫组化来鉴别。此例依细胞形态特征可诊断为"肉瘤"，但不能对其来源做出定位。要注意与梭形细胞癌、梭形细胞类癌、梭形细胞胸腺癌、肉瘤样间皮瘤相鉴别。

（曹跃华　杨　敏）

病例7

病史

男性，48岁，肺占位性病变，行细针穿刺，直接涂片风干固定，DQ染色，以及涂片固定后巴氏染色（图3-7-1～3-7-4）。

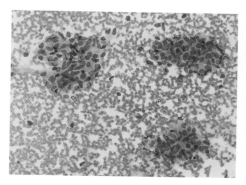

图3-7-1　肺细针穿刺样本（传统涂片，DQ染色，高倍）

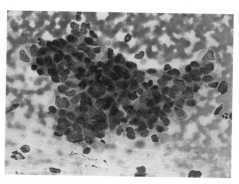

图3-7-2　肺细针穿刺样本（传统涂片，DQ染色，高倍）

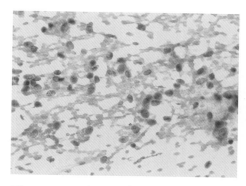

图3-7-3　肺细针穿刺样本（传统涂片，巴氏染色，高倍）

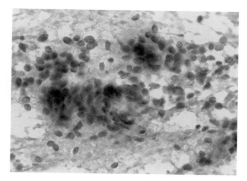

图3-7-4　肺细针穿刺样本（传统涂片，巴氏染色，高倍）

诊断选择

A. 非典型类癌

B. 小细胞癌

C. 大细胞神经内分泌癌

D. 鳞状细胞癌

显微镜下的形态

如图3-7-1～3-7-4，多呈松散的细胞集群，花环形，或是单个细胞，细胞大小较一致，细胞核小而圆，核仁不显著，染色质均匀染色，细胞集群周边可见梭形细胞，大小形状较统一，呈椭圆形或梭形，并有核染色质点状。

细胞学最终诊断

非典型类癌（atypical carcinoid，图3-7-1～3-7-9）

细胞形态学特征

◆ 松散的细胞集群，花环形。

◆ 细胞大小较一致，胞核小而圆，核仁不显，染色质染色均匀，可见梭形细胞，大小形状较统一。

◆ 核分裂较典型类癌更多，偶见坏死，并可见与血管相连。

◆ 细胞质较小细胞癌多，核异型及坏死少。

◆ 肿瘤细胞突触和嗜铬粒蛋白（synaptophysin）染色阳性，TTF-1可呈弱阳性，比典型类癌细胞染色强，但比小细胞癌细胞染色弱。此外，Ki-67的增殖指数通常较低，但仍比典型类癌高。

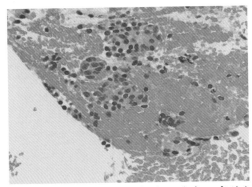

图3-7-5　细胞团块切片（HE染色，高倍）

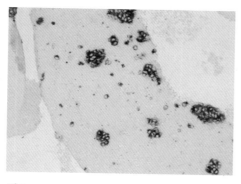

图3-7-6　Synaptophysin免疫组化染色
阳性

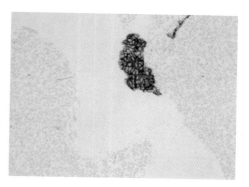

图3-7-7　CD56免疫组化染色阳性

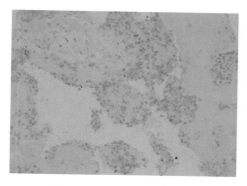

图3-7-8　TTF-1弱阳性

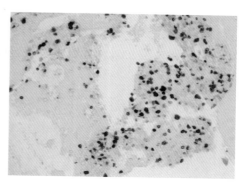

图3-7-9　Ki-67增殖指数稍高

鉴别诊断

◆ **典型类癌**：非典型类癌的细胞形态学同典型类癌相似，细胞大小较一致，细胞核小而圆，核仁不显著，但核分裂较典型类癌更多，偶见坏死，Ki-67的增殖指数稍高。

◆ **小细胞癌**：小细胞癌核更大，胞质很少，核质比高，核异型性高，核与核之间成模状重叠，背景常见细胞凋亡与坏死，核分裂象多，TTF-1多为强阳性，Ki-67的增殖指数很高。

◆ **大细胞神经内分泌癌**：胞质同样丰富，但核大，核异型性高，核仁明显，细胞凋亡与坏死常见，Ki-67的增殖指数很高。

◆ **基底细胞样鳞状细胞癌**：与非典型类癌相比，细胞成团，细胞团边缘

193

的细胞核成栅栏状，胞质较密，可见单个角化细胞，染色质粗。细胞团块免疫组化染色可帮助鉴别，基底细胞样鳞状细胞癌细胞P40和CK5/6阳性，但神经内分泌标志物阴性。

◆ 淋巴细胞或淋巴增生性病变：细胞多松散存在，核小，圆形，胞质少，染色质粗，核仁可在未成熟的细胞或淋巴瘤细胞中突出。

学习要点

　　非典型类癌是位于典型类癌和小细胞癌之间灰色地带的肿瘤。与典型类癌相比，非典型类癌常见于外周。非典型类癌是比典型类癌更具有侵袭性，其5年生存率为61%～73%。非典型类癌与典型类癌具有很多相似的细胞学特征，但它们之间仍存在一些细微的不同之处。与典型类癌相比，非典型类癌具有以下特征：结构排列更加松散，有较多（但不是特别活跃）的有丝分裂象，可能有局部的坏死。这些细胞学特点虽然有助于诊断，但细胞学常难以进行准确分类。细胞学穿刺标本结合免疫组化可以做出小细胞癌和大细胞神经内分泌癌的诊断。

（李再波　赵澄泉）

病例8

病史

男性，55岁，吸烟史，肺左上叶占位性病变，CT引导下细针穿刺，样本涂片，DQ染色和巴氏染色（图3-8-1～3-8-4）。

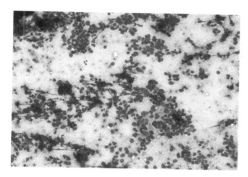

图3-8-1　肺细针穿刺样本（传统涂片，DQ染色，低倍）

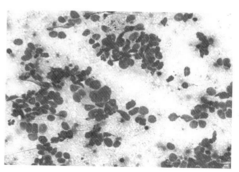

图3-8-2　肺细针穿刺样本（传统涂片，DQ染色，高倍）

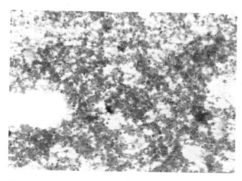

图3-8-3　肺细针穿刺样本（传统涂片，巴氏染色，低倍）

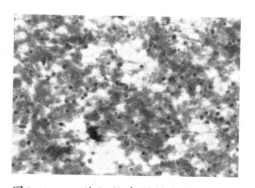

图3-8-4　肺细针穿刺样本（传统涂片，巴氏染色，高倍）

诊断选择

A. 类癌

B. 良性淋巴细胞，淋巴瘤或淋巴细胞增生性疾病

C. 低分化非小细胞癌

D. 小细胞癌

显微镜下的形态

如图3-8-1～3-8-4，细胞小到中等大小，胞质少，核质比高，核异型明显，深染，核仁不明显，核与核之间成模状重叠，背景见坏死。

细胞学最终诊断

小细胞癌（small cell carcinoma，图3-8-5）

细胞形态学特征

◆ 小细胞癌细胞常为紧密聚合在一起或散在的单个细胞。细胞小到中等大小，胞质少，细胞核可以呈多种形状，如圆形、椭圆形或长条状；核质比高，核异型明显，深染，具有特征性的染色质细腻质地和纹理（盐和胡椒状），点画状染色质，核分裂象多，核仁不明显，核与核之间成模状重叠。

◆ 癌细胞极其脆弱，细胞质破裂后形成裸核，制片时人工挤压而形成的涂抹染色质（染色质纹理）现象很常见。细胞质中偶尔可见蓝色的细胞核旁小体，背景常见坏死和凋亡小体。

◆ 细胞团块免疫组化可显示肿瘤细胞为TTF-1、CD56、突触和嗜铬粒蛋白（synaptophysin）染色阳性，Ki-67的增殖指数很高，可达90%以上（图3-8-6～3-8-9）。

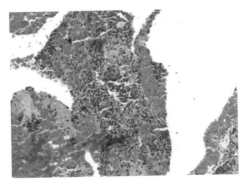

图3-8-5　细胞团块切片（HE染色，低倍）

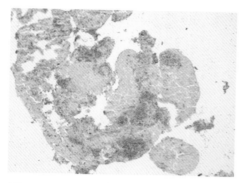

图3-8-6 Synaptophysin免疫组化染色阳性

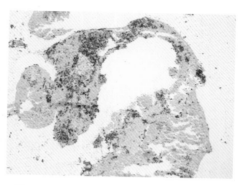

图3-8-7 TTF-1免疫组化染色阳性

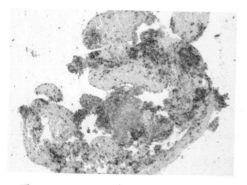

图3-8-8 CD56免疫组化染色阳性

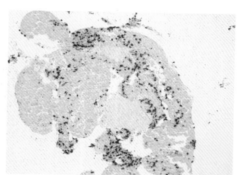

图3-8-9 Ki-67增殖指数增高

鉴别诊断

◆ 储备细胞增生：与小细胞癌类似的地方包括细胞小、细胞质少、核质比高，但不同之处为核异型性小，核分裂象少见，无典型神经内分泌细胞核特征及成模状重叠。细胞团块免疫染色可区别二者。

◆ 类癌：细胞大小较一致，细胞核小而圆，核仁不显著，核分裂少见，没有小细胞癌中常见的核与核之间的成模状重叠。非典型类癌可偶见坏死，Ki-67的增殖指数低，TTF-1染色较弱。

◆ 良性淋巴细胞、淋巴瘤或淋巴细胞增生性疾病：细胞多松散存在，核小，圆形，胞质少，染色质粗，核仁可在未成熟的细胞或淋巴瘤细胞中突出，细胞凋亡与坏死不常见，细胞核没有神经内分泌细胞的特征。

◆ 大细胞神经内分泌癌：同小细胞癌相似的地方包括细胞凋亡与坏死常见，Ki-67的增殖指数很高，但胞质较丰富，核质比没有小细胞癌高，核仁明显。

◆ 基底细胞样鳞状细胞癌：细胞多成团聚集，细胞团边缘的细胞核成栅栏状，胞质较密，可见单个角化细胞，染色质粗。细胞团块免疫组化染色可帮助鉴别，基底细胞样鳞状细胞癌的细胞呈P40和CK5/6阳性，但神经内分泌标志物阴性。

学习要点

小细胞癌占原发性肺癌的15%～20%，常表现为肺门肿块。大多数患者是男性吸烟者（80%），患者的临床症状常与病变的中央部位及局部扩散有关，预后差（5年生存率＜10%）。大多数患者并不适合手术，一般进行化疗和（或）放疗，因此，应与非小细胞癌区别开。患者可表现为副肿瘤综合征，如不适当的抗利尿激素分泌失调综合征和库欣综合征。

细针穿刺涂片标本中，小细胞癌的细胞常为紧密聚合在一起或散在的单个细胞。细胞小到中等大小，胞质少，细胞核可以呈多种形状，如圆形、椭圆形或长条状；核质比高，核异型明显，深染，具有特征性的染色质细腻质地和纹理（盐和胡椒状），点画状染色质，核分裂象多，核仁不明显，核与核之间成模状重叠。癌细胞极其脆弱，细胞质破裂后形成裸核，人工挤压现象很常见，细胞质中偶尔可见细胞核旁的蓝色小体，背景常见坏死和凋亡小体。

小细胞癌具有神经内分泌标志物如嗜铬粒蛋白和突触素，TTF-1染色阳性，细胞角蛋白显示为点状染色，Ki-67增殖指数通常为50%～75%或更高。

（李再波　赵澄泉）

病例9

病史

女性，56岁，咳嗽3个多月，肺部CT示右肺门周肿块且纵隔淋巴结增大，提示高度怀疑恶性肿瘤，但无法对肿瘤定性。患者行支气管内镜下右肺门淋巴结穿刺，样本涂片后行风干DQ染色及固定后巴氏染色（图3-9-1～3-9-4）。

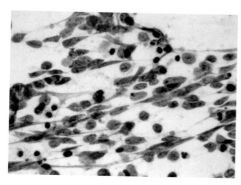

图3-9-1 右肺门淋巴结穿刺样本（传统涂片，巴氏染色，高倍）

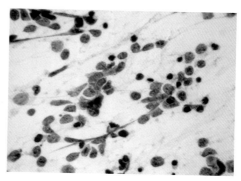

图3-9-2 右肺门淋巴结穿刺样本（传统涂片，巴氏染色，高倍）

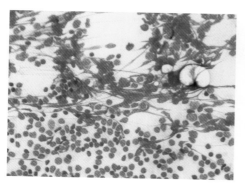

图3-9-3 右肺门淋巴结穿刺样本（传统涂片，DQ染色，高倍）

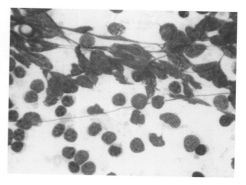

图3-9-4 右肺门淋巴结穿刺样本（传统涂片，DQ染色，高倍）

诊断选择

    A. 淋巴瘤

    B. 小细胞癌

    C. 良性淋巴组织

    D. 炎性肉芽肿

显微镜下的形态

    如图3-9-1~3-9-4，细胞丰富，大小不一，小细胞形态为小而圆形及不规则，大小为淋巴细胞体积的3倍，胞质少，有的细胞仅见裸核。大细胞则有明显的异型，形态不规则，染色质不均，粗颗粒或椒盐样，核拥挤镶嵌，见小核仁，有明显的人工挤压现象。

细胞学最终诊断

    小细胞癌（small cell carcinoma，图3-9-5）

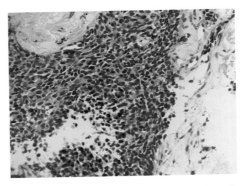

图3-9-5　肺小细胞癌（右肺门淋巴结
组织病理切片，HE染色，高倍）

细胞形态学特征

    ◆ 单个的小细胞，大小为淋巴细胞的2~3倍。

    ◆ 形态各异，胞质极少。

◆ 染色质不均，粗颗粒或椒盐样，核仁不明显。

◆ 核拥挤镶嵌，核旁可见蓝色小体。

◆ 有丝分裂象、坏死背景及人工挤压现象。

鉴别诊断

◆ 淋巴细胞：小细胞癌（图3-9-6，3-9-7）十分容易与良性的淋巴细胞（图3-9-8，3-9-9）及恶性的淋巴细胞（图3-9-10）相混淆而误读，且若为淋巴结细针穿刺的样本，更有必要掌握两者的区别。一般而言，淋巴细胞体积相对较小，且多为单个散在或松散聚集，而无小细胞癌的核拥挤镶嵌现象。必要时免疫组化有助于确定诊断。

◆ 非小细胞癌：有时一些小细胞的鳞状细胞癌（图3-9-11）或腺癌（图3-9-12）可酷似小细胞癌而误读。同样，抓住小细胞癌的形态特征，如明显的核拥挤镶嵌、稀少的胞质、不显的核仁及核旁蓝色小体（图3-9-7中的箭头）等有助于区别。系列免疫组化染色有助于区别。

学习要点

肺小细胞癌是肺癌几种常见类型中恶性程度最高的，若不进行任何治疗，其生存期十分短。小细胞癌对化疗十分敏感，因此，正确识别及诊断小细胞癌是十分重要的。小细胞癌的细胞形态学特征为小或中等大小，极少或无胞质的异型细胞，不规则的细胞核镶嵌拥挤排列，粗而深染的染色质，人工挤压现象及坏死背景等。鉴别时主要与分化差的其他癌、淋巴瘤以及转移性肿瘤（如恶性黑色素瘤）区别，形态学上较难区别时，免疫组化有助于进一步确诊。

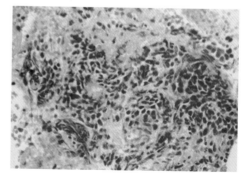

图3-9-6 肺小细胞癌（肺细针穿刺样本细胞包埋，HE染色，高倍）

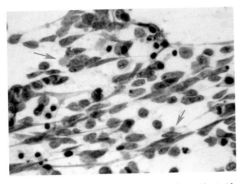

图3-9-7 肺小细胞癌（右肺门淋巴结穿刺样本，传统涂片，巴氏染色，高倍）

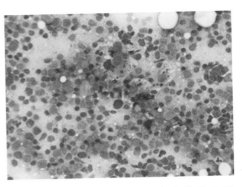

图3-9-8 良性的淋巴细胞（肺淋巴结穿刺样本，传统涂片，DQ染色，高倍）

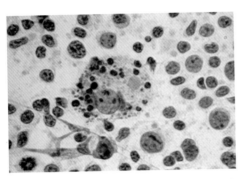

图3-9-9 良性的淋巴细胞（肺淋巴结穿刺样本，传统涂片，巴氏染色，高倍）

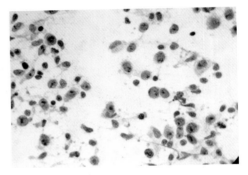

图3-9-10 非霍奇金淋巴瘤（肺淋巴结穿刺样本，传统涂片，巴氏染色，高倍）

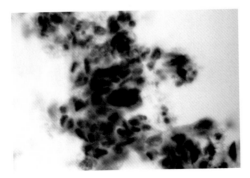

图3-9-11 鳞状细胞癌（肺淋巴结穿刺样本，传统涂片，巴氏染色，高倍）

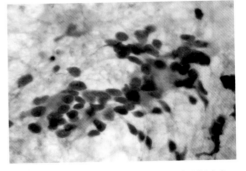

图3-9-12 腺癌（肺淋巴结穿刺样本，传统涂片，巴氏染色，高倍）

（曹跃华 杨 敏）

病例10

病史

　　女性，67岁，10年前左侧乳房叶状肿瘤，之后右侧乳房也发现相同肿瘤，手术切除。现发现右肺中叶包块，CT引导下细针穿刺，样本涂片固定，DQ染色及巴氏染色（图3-10-1～3-10-5）。

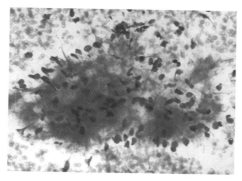

图3-10-1　右肺中叶细针穿刺样本（传统涂片，DQ染色，高倍）

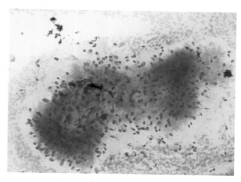

图3-10-2　右肺中叶细针穿刺样本（传统涂片，DQ染色，低倍）

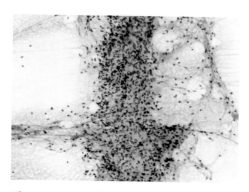

图3-10-3　右肺中叶细针穿刺样本（传统涂片，DQ染色，低倍）

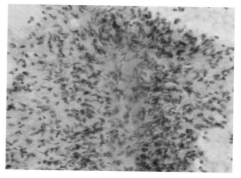

图3-10-4　右肺中叶细针穿刺样本（传统涂片，DQ染色，高倍）

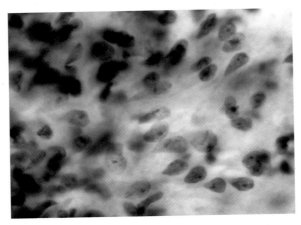

图3-10-5　右肺中叶细针穿刺样本（传统涂片，巴氏染色，高倍）

诊断选择

    A. 良性叶状肿瘤

    B. 恶性叶状肿瘤

    C. 腺癌

    D. 纤维脂肪瘤

显微镜下的形态

    如图3-10-1～3-10-5，样本细胞丰富，由大量的黏液基质成分及其包绕的大量间质细胞组成，细胞明显异型，细胞核形态大小不一，核膜不规则，核仁突出、大而不规则。样本中上皮细胞不明显。

细胞学最终诊断

    恶性叶状肿瘤（malignant phyllodes tumor，图3-10-6）

组织病理诊断

    恶性梭形细胞肿瘤，符合恶性叶状肿瘤肺转移

细胞形态学特征

◆ 类似乳腺纤维腺瘤，但有较多的间质细胞成分及黏液基质成分。

◆ 可见明显间质细胞核异型及核分裂象。

学习要点

　　由细针穿刺样本涂片及穿刺样本细胞包埋的细胞形态（图3-10-1～3-10-6）显示，间质细胞明显异型，核异型性明显，细胞丰富，具有低度黏液样肉瘤改变，形态学上符合恶性叶状肿瘤。组织病理切片也证实为恶性叶状肿瘤，提示为乳腺恶性叶状肿瘤肺转移。乳腺叶状肿瘤很少见，在乳腺肿瘤中的占比不到1%，因肿瘤细胞像叶片一样生长而得名，大多数为良性，也有恶性及交界性，此例为恶性，主要从间质细胞的数量增加及核的明显恶性特征来判断。有时仅依据细胞学很难区别良性、交界性及恶性，一般而言，间质细胞数量明显增加则倾向恶性，但均需通过组织学形态确诊。在细胞形态学上基本类似乳腺纤维腺瘤，但间质成分较多，且有时可见明显的细胞异型，此例依据病史及形态，不难诊断。若样本来源于乳腺（图3-10-7～3-10-10），应与乳腺纤维腺瘤、导管癌、原发性肉瘤等鉴别（见相关病例）。本病例还应注意与肺的其他恶性肿瘤（图3-10-11）区别。

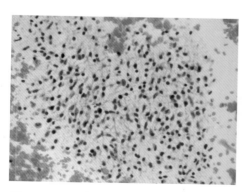

图3-10-6　恶性叶状肿瘤（右肺中叶细针穿刺样本细胞包埋，HE染色，高倍）

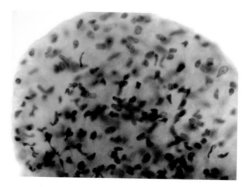

图3-10-7　良性叶状肿瘤（乳腺细针穿刺样本，传统涂片，巴氏染色，高倍）

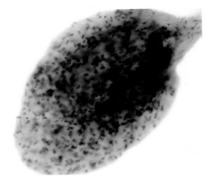

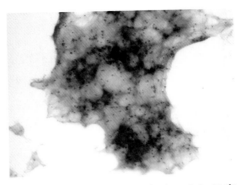

图3-10-8　良性叶状肿瘤（乳腺细针穿刺样本，传统涂片，巴氏染色，高倍）

图3-10-9　良性叶状肿瘤（乳腺细针穿刺样本，传统涂片，巴氏染色，高倍）

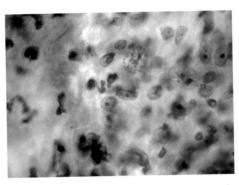

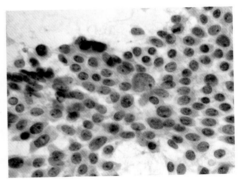

图3-10-10　良性叶状肿瘤（乳腺细针穿刺样本，传统涂片，巴氏染色，高倍）

图3-10-11　肺腺癌（肺细针穿刺样本，传统涂片，巴氏染色，高倍）

（曹跃华　杨　敏）

病例11

病史

男性，28岁，4年前患有霍奇金淋巴瘤，现左肺主动脉肺门淋巴结肿大，细针穿刺样本涂片固定，DQ及巴氏染色（图3-11-1～3-11-4）。

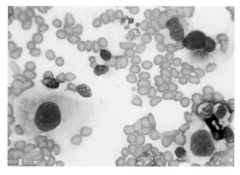

图3-11-1　左肺门淋巴结穿刺样本
（传统涂片，DQ染色，高倍）

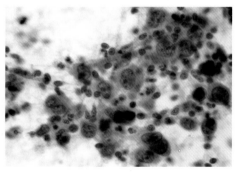

图3-11-2　左肺门淋巴结穿刺样本
（传统涂片，巴氏染色，高倍）

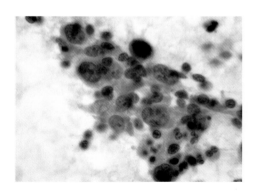

图3-11-3　左肺门淋巴结穿刺样本
（传统涂片，DQ染色，高倍）

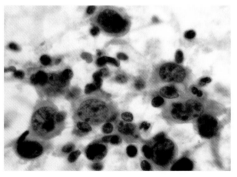

图3-11-4　左肺门淋巴结穿刺样本
（传统涂片，巴氏染色，高倍）

诊断选择

A. 淋巴组织反应性增生

B. 霍奇金淋巴瘤

C. 非霍奇金淋巴瘤

D. 低分化腺癌

显微镜下的形态

如图3-11-1~3-11-4，样本细胞丰富，见形态多样的淋巴样细胞、小的淋巴细胞、嗜酸性粒细胞，以及体积大、核仁突出的典型而异型明显的R-S细胞，背景可见坏死物。

细胞学最终诊断

霍奇金淋巴瘤（Hodgkin's lymphoma）

组织病理诊断

典型霍奇金淋巴瘤

免疫组化结果：R-S细胞及其变异对CD15和CD30染色阳性，而对CD3、CD20、CD45染色阴性。

细胞形态学特征

◆ 小淋巴细胞。

◆ 嗜酸性粒细胞。

◆ R-S细胞。

鉴别诊断

◆ 淋巴组织反应性增生

◆ 非霍奇金淋巴瘤

◆ 其他

学习要点

　　霍奇金淋巴瘤好发于年轻人或老年人，多见于颈部淋巴结，占所有淋巴瘤的30%左右。病变的细针穿刺样本通常富含细胞，伴多样化的淋巴细胞背景。霍奇金淋巴瘤（图3-11-5～3-11-7）的诊断线索是发现淋巴样细胞成倍增大且比普通的大淋巴细胞"丑"。R-S细胞或其变异型是诊断所必备的，但仅有R-S细胞并不足以诊断，因为R-S细胞可见于其他疾病（如T细胞淋巴瘤）。当典型R-S细胞伴随适当背景（如混杂的淋巴样细胞、浆细胞、组织细胞、肉芽肿以及嗜酸性粒细胞）时，霍奇金淋巴瘤的诊断才比较可靠。R-S细胞的特异性CD30阳性，78%～85%的霍奇金淋巴瘤中CD15及CD20阳性。在反应性淋巴组织增生（图3-11-8）中，可见到大小不一的淋巴细胞，但可有易染体巨噬细胞，而淋巴瘤无。要注意与淋巴组织反应性增生、非霍奇金淋巴瘤的鉴别。学习参考图（图3-11-5，3-11-7）中注意红箭头所示的R-S细胞，以及图3-11-8中黄箭头所示的反应性淋巴组织增生中的易染体巨噬细胞、图3-11-6中绿箭头所示的嗜酸性粒细胞。

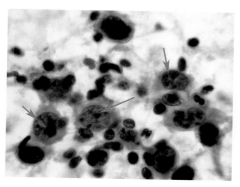

图3-11-5　霍奇金淋巴瘤（淋巴结穿刺样本，传统涂片，巴氏染色，高倍）

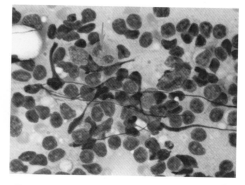

图3-11-6　霍奇金淋巴瘤（淋巴结穿刺样本，传统涂片，DQ染色，高倍）

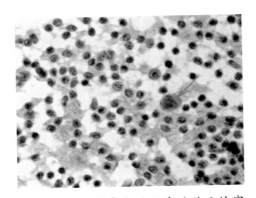

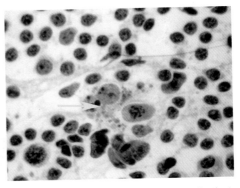

图3-11-7　霍奇金淋巴瘤（淋巴结穿刺样本，传统涂片，巴氏染色，高倍）

图3-11-8　反应性淋巴组织增生（淋巴结穿刺样本，传统涂片，巴氏染色，高倍）

（曹跃华　杨　敏）

病例12

病史

　　男性，58岁，吸烟史，偶然发现肺右上叶包块，且肺门淋巴结肿大，CT引导下右上肺包块细针穿刺取样，涂片固定后巴氏染色（图3-12-1～3-12-4）。

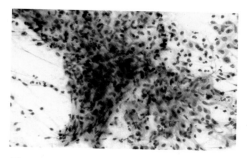

图3-12-1　右上肺包块细针穿刺样本
（传统涂片，巴氏染色，高倍）

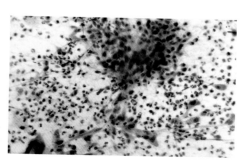

图3-12-2　右上肺包块细针穿刺样本
（传统涂片，巴氏染色，高倍）

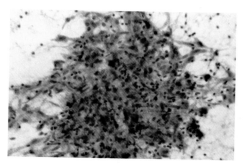

图3-12-3　右上肺包块细针穿刺样本
（传统涂片，巴氏染色，高倍）

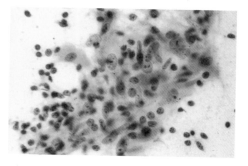

图3-12-4　右上肺包块细针穿刺样本
（传统涂片，巴氏染色，高倍）

诊断选择

A. 良性肺组织

B. 非坏死性肉芽肿炎症

C. 腺癌

D. 鳞状细胞癌

显微镜下的形态

如图3-12-1～3-12-4，成群的梭状上皮样组织细胞集聚成合胞体状，细胞与细胞之间界限不清，有的细胞具有组织细胞样核，背景有淋巴细胞。

细胞学最终诊断

非坏死性肉芽肿炎症（non-necrotizing granulomatous inflammation）

细胞形态学特征

◆ 圆形及椭圆形的上皮样组织细胞，少数退变的上皮样组织细胞。
◆ 淋巴细胞及多核巨细胞（可有、可无）。

学习要点

肉芽肿是肺炎性疾病中最常见的，很多原因均可引起，最常见的原因是结核，影像学上与鳞状细胞癌十分相似，其他原因可见结节病及真菌感染。细针穿刺是简单、快速而有效的诊断炎性肉芽肿的手段，形态学以上皮样组织细胞、淋巴细胞及多核巨细胞为特征（图3-12-1～3-12-5）。上皮样组织细胞为长条形核，均匀淡染的染色质，核仁小；可见急性或慢性炎性背景，坏死碎片可有可无。肉芽肿容易造成假阳性而过度诊断，在鉴别中应引起注意。特殊染色可有效鉴别不同的炎性肉芽肿，如抗酸杆菌染色（acide fast bacilli）阳性有助于识别结核菌感染，GMS及PAS染色有助于识别真菌感染。上皮细胞的反应性改变应避免误读为恶性肿瘤。

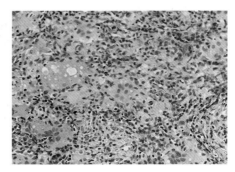

图3-12-5　肺非坏死性肉芽肿（组织切片，HE染色，高倍）

（曹跃华　解建军）

病例13

病史

男性，65岁，肺左下叶包块，CT引导下细针穿刺，样本涂片后固定，巴氏染色（图3-13-1～3-13-4）。

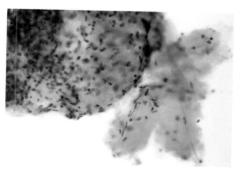

图3-13-1　肺左下叶细针穿刺样本（传统涂片，巴氏染色，高倍）

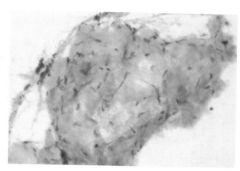

图3-13-2　肺左下叶细针穿刺样本（传统涂片，巴氏染色，高倍）

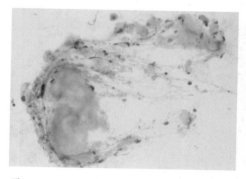

图3-13-3　肺左下叶细针穿刺样本（传统涂片，巴氏染色，高倍）

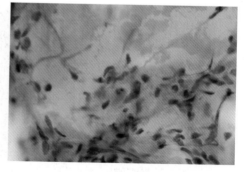

图3-13-4　肺左下叶细针穿刺样本（传统涂片，巴氏染色，高倍）

诊断选择

A. 肺腺癌

B. 肺脂肪瘤

C. 肺坏死性肉芽肿

D. 肺淀粉样变

显微镜下的形态

大量良性纤维间质细胞及无定形物，未见恶性肿瘤细胞。

细胞学最终诊断

肺淀粉样变（pulmonary amyloidosis）

细胞形态学特征

◆ 无定形的非细胞团块物。

◆ 光镜下可见双折光的苹果绿色物质及刚果红染色阳性。

学习要点

支气管及肺淀粉样变较为罕见，是以淀粉样蛋白在细胞外沉积为特征的一种病变，在光镜下呈蜡状、无定形的嗜伊红物质；在偏光显微镜下呈绿色，刚果红染色阳性，是两个重要特征。其机制尚不清，淀粉样变可为原发或继发、全身或局部。继发性淀粉样变可与某些疾病有关，如恶性肿瘤、类风湿关节炎等，在此例中注意无定形物及是否存在恶性肿瘤细胞，识别淀粉样变的形态特征，做特殊染色可确诊（图3-13-5）。这种罕见的支气管及肺淀粉样变也许与神经内分泌癌或淋巴瘤有关。

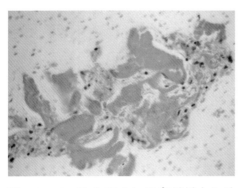

图3-13-5 肺左下叶细针穿刺样本细胞包埋（刚果红染色阳性）

（曹跃华　杨　敏）

病例14

　　男性，68岁，吸烟40年，右肺上叶包块，CT引导下细针穿刺，样本涂片固定后巴氏染色（图3-14-1～3-14-3）。

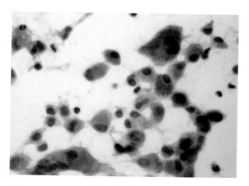

图3-14-1　右上肺包块细针穿刺样本
（传统涂片，巴氏染色，高倍）

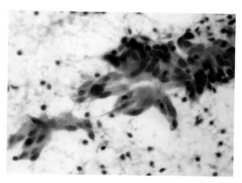

图3-14-2　右上肺包块细针穿刺样本
（传统涂片，巴氏染色，高倍）

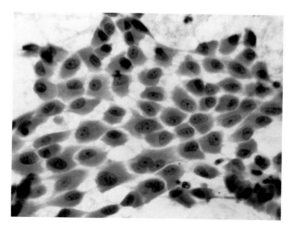

图3-14-3　右上肺包块细针穿刺样本
（传统涂片，巴氏染色，高倍）

诊断选择

A. 腺癌

B. 黑色素瘤

C. 不满意样本，未取到病变组织

D. 鳞状细胞癌

显微镜下的形态

如图3-14-1～3-14-3，样本中细胞成分丰富，所有细胞形态规则，核温和，可见组织细胞、纤毛柱状上皮及排列规则的良性间皮细胞，未见肿瘤细胞。

细胞学最终诊断

不满意样本，未能穿到病变组织细胞，建议临床重做

鉴别诊断

◆ 腺癌：良性支气管柱状上皮细胞（图3-14-2）有时在形态上与分化较好的腺癌相似，容易造成过度诊断。二者区别的关键是腺癌（图3-14-4）细胞间有异型核，可见不规则核膜及核仁，还可见胞质分泌空泡；良性支气管上皮细胞则异型性较小，可见终板膜及纤毛（图3-14-4中的黄箭头为良性支气管上皮细胞，红箭头为腺癌细胞）。还应注意勿将细针穿刺样本中的良性间皮细胞（图3-14-3）及组织细胞（图3-14-1）误认为是腺癌细胞。

◆ 黑色素细胞瘤（图3-14-5）：此病例涂片（图3-14-1）中见胞质中的沉淀颗粒为碳沉积颗粒，细胞形态十分温和，而黑色素细胞瘤细胞则有明显恶性特征，胞质中可见褐色的黑色素颗粒。

学习要点

在影像技术引导下的肺细针穿刺细胞学已是诊断肺占位性病变的常规方法之一，认识穿刺样本的良性成分及病变成分的细胞形态学特征是正确诊断

的前提。细针穿刺样本的良性成分包括纤毛柱状上皮细胞、杯状细胞、肺泡上皮细胞、肺泡巨噬细胞（有时可见到碳颗粒沉积的巨噬细胞，红细胞沉积的巨噬细胞）。另外，也有可能带入肺外的成分，如间皮细胞、骨骼肌细胞、肝细胞、纤维结缔组织等，有时初学者容易将有的良性成分解读为恶性肿瘤细胞，因此要特别注意，同时也要警惕，不要将分化好的腺癌细胞误认为是良性细胞。对于未能穿到病变组织细胞的不满意样本，应建议临床重做，从而避免假阴性诊断。

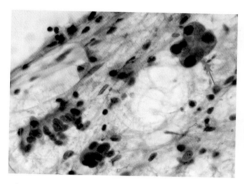 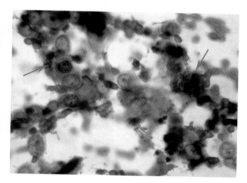

图3-14-4　肺腺癌（肺细针穿刺样本，传统涂片，巴氏染色，高倍）　　图3-14-5　黑色素细胞瘤，组织细胞（肺细针穿刺样本，传统涂片，巴氏染色，高倍）

（曹跃华　杨　敏）

病例15

病史

男性，67岁，右下肺包块待查，CT引导下细针穿刺，样本涂片固定后，DQ染色及巴氏染色（图3-15-1～3-15-4）。

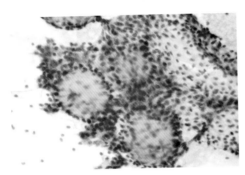

图3-15-1 肺细针穿刺样本（传统涂片，巴氏染色，高倍）

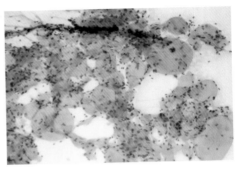

图3-15-2 肺细针穿刺样本（传统涂片，巴氏染色，低倍）

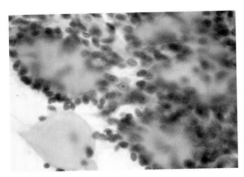

图3-15-3 右下肺包块细针穿刺样本（传统涂片，巴氏染色，高倍）

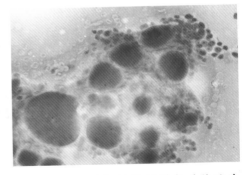

图3-15-4 肺细针穿刺样本（传统涂片，DQ染色，高倍）

诊断选择

A. 基底细胞样肿瘤

　　B. 腺样囊性癌

　　C. 多形性腺瘤

　　D. 乳腺髓样癌肺转移

显微镜下的形态

　　如图3-15-1～3-15-4，样本细胞丰富，DQ染色见明显的多个大小不一的三维立体透明粉红色球状物，巴氏染色可见异型性不明显的上皮细胞包绕黏液形成大小不等的透明立体球团，细胞核较温和，但仍可见粗颗粒样的染色质及明显的核仁，胞质少。

细胞学最终诊断

　　腺样囊性癌（adenoid cystic carcinoma，图3-15-5，3-15-6）

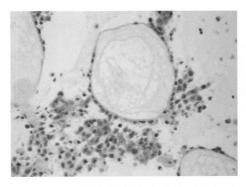

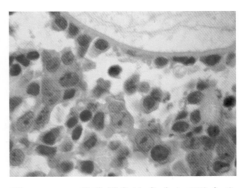

图3-15-5　肺腺样囊性癌（右下肺包块细针穿刺样本细胞包埋，HE染色，低倍）

图3-15-6　肺腺样囊性癌（右下肺包块细针穿刺样本细胞包埋，HE染色，高倍）

细胞形态学特征

◆ 不同大小，透明立体球团。

◆ 基底样细胞。

◆ 胞质少，核较温和。

◆ PAS反应阳性。

学习要点

　　腺样囊性癌（adenoid cystic carcinoma）是涎腺常见的恶性肿瘤之一，发生于肺则十分少见，其细胞形态学特征与涎腺的腺样囊性癌相同，在DQ染色中，粉红球团样结构十分醒目，PAS反应阳性，细胞形态学诊断腺样囊性癌并不难。但此例属肺原发还是转移癌，还需结合临床及免疫组化结果来确定。此病例样本的细胞包埋切片中，也可见到异型的上皮细胞及上皮细胞排列包绕黏液形成的球状物。图3-15-7为肺腺样囊性癌组织病理切片学习参考图。

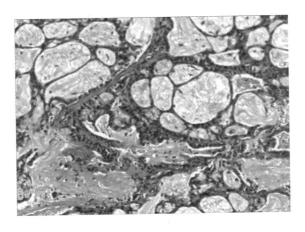

图3-15-7　肺腺样囊性癌（组织病理切片，
　　　　　HE染色，高倍）

（曹跃华　潘国庆）

病例16

病史

男性，58岁，肺腺癌史，腰痛，CT示第八腰椎包块，CT引导下细针穿刺以排除癌转移，样本涂片固定，DQ染色及巴氏染色（图3-16-1～3-16-4）。

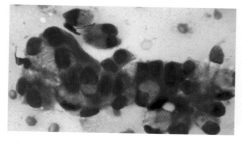

图3-16-1　第八腰椎细针穿刺样本（传统涂片，DQ染色，高倍）

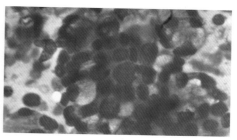

图3-16-2　第八腰椎细针穿刺样本（传统涂片，DQ染色，高倍）

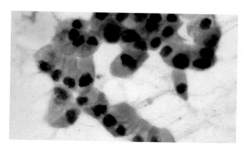

图3-16-3　第八腰椎细针穿刺样本（传统涂片，巴氏染色，高倍）

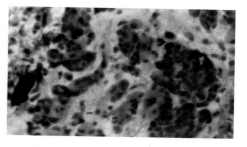

图3-16-4　第八腰椎细针穿刺样本（传统涂片，巴氏染色，高倍）

诊断选择

A. 腺癌

B. 良性骨髓组织

C. 肉瘤

D. 良性肠上皮组织

显微镜下的形态

如图3-16-1～3-16-4，样本上皮细胞丰富，见明显柱状上皮细胞，排列素乱，有明显异型，腺样结构，胞质明显分泌黏液，胞核大小形状不一，核膜不规则，核染色质深染，核仁不十分明显。

细胞学最终诊断

腺癌（adenocarcinoma）

组织病理诊断

腺癌骨转移

学习要点

此病例骨组织细针穿刺样本中见异型上皮细胞，显然是异型的外源细胞，形态结构符合腺癌，结合肺腺癌病史，提示肺腺癌骨转移。图3-16-5、3-16-6为良性骨髓组织涂片及细胞包埋，由大量不同成熟期的骨髓细胞组成。有时良性成骨细胞、破骨细胞及巨噬细胞可酷似恶性细胞而被误读。此例中仅见到大量病变的转移性腺癌细胞，诊断较为简单。

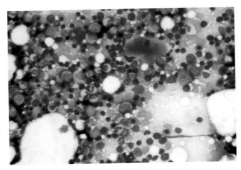

图3-16-5 良性骨髓组织（腰椎细针穿刺样本，传统涂片，DQ染色，高倍）

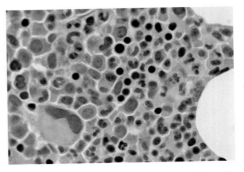

图3-16-6 良性骨髓组织（腰椎细针穿刺样本细胞包埋，HE染色，高倍）

（曹跃华 杨 敏）

病例17

病史

女性，64岁，吸烟史，右上肺叶包块，肝脏多个结节病灶，B超下肝脏细针穿刺，样本涂片固定，巴氏染色（图3-17-1～3-17-4）。

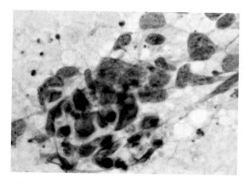

图3-17-1 肝脏细针穿刺样本（传统涂片，巴氏染色，高倍）

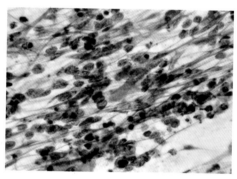

图3-17-2 肝脏细针穿刺样本（传统涂片，巴氏染色，高倍）

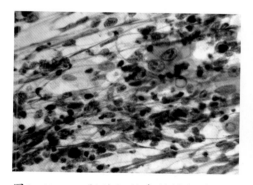

图3-17-3 肝脏细针穿刺样本（传统涂片，巴氏染色，高倍）

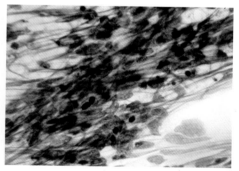

图3-17-4 肝脏细针穿刺样本（传统涂片，巴氏染色，高倍）

诊断选择

A. 原发性肝细胞癌

B. 小细胞癌

C. 淋巴瘤

D. 恶性黑色素瘤

显微镜下的形态

如图3-17-1～3-17-4，样本细胞丰富，细胞单个分布，有的松散聚集，几乎不见胞质，核明显异型，核染色质呈典型的椒盐状，大多数细胞核核仁不明显，细胞排列拥挤，呈镶嵌状，且有"人工挤压"现象。

细胞学最终诊断

小细胞癌（肺小细胞癌肝转移，small cell carcinoma）

细胞形态学特征

◆ 单个的小细胞，约淋巴细胞的2～3倍大小。

◆ 形态各异，胞质极少。

◆ 染色质不均，粗颗粒或椒盐样，核仁不明显。

◆ 核拥挤镶嵌，核旁可见蓝色小体。

◆ 有丝分裂象、坏死背景及人工挤压现象。

学习要点

肺癌肝转移较为常见。肺小细胞癌肝脏转移在形态识别上并不困难，抓住小细胞癌的细胞形态学特征，若背景中见到肿瘤素质及良性肝细胞（图3-17-5），则很易判断。如小细胞癌细胞间的拥挤镶嵌排列及"人工挤压"现象（图3-17-1～3-17-4），就很容易与原发性肝细胞癌（图3-17-6）、

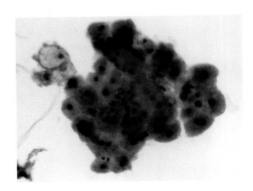

图3-17-5 良性肝细胞（肝脏细针穿刺样本，传统涂片，巴氏染色，高倍）

淋巴瘤（图3-17-7）及恶性黑色素瘤（图3-17-8）区别。

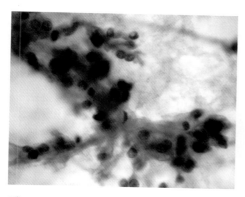

图3-17-6　肝细胞癌（肝脏细针穿刺样本，传统涂片，巴氏染色，高倍）

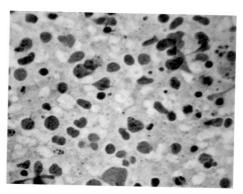

图3-17-7　淋巴瘤（肝脏细针穿刺样本，传统涂片，巴氏染色，高倍）

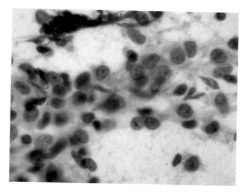

图3-17-8　恶性黑色素瘤（肝脏细针穿刺样本，传统涂片，巴氏染色，高倍）

（曹跃华　杨　敏）

病例18

病史

　　女性，30岁，左乳外下方包块，可移动，有韧性感的球形包块，行细针穿刺排除肿瘤，取样涂片固定后巴氏染色（图3-18-1～3-18-4）。

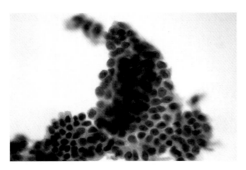

图3-18-1　乳腺细针穿刺样本（液基制片，巴氏染色，高倍）

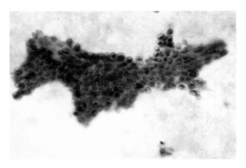

图3-18-2　乳腺细针穿刺样本（液基制片，巴氏染色，低倍）

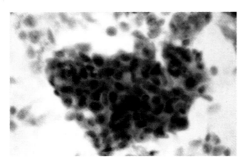

图3-18-3　乳腺细针穿刺样本（传统涂片，巴氏染色，高倍）

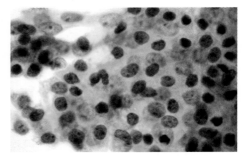

图3-18-4　乳腺细针穿刺样本（液基制片，巴氏染色，高倍）

诊断选择

　　A. 纤维囊性病变

　　B. 纤维腺瘤

C. 乳头状肿瘤

D. 导管癌

显微镜下的形态

如图3-18-1～3-18-4，细胞十分丰富，片状折叠，鹿角样上皮结构，细胞之间排列紧密，较规则，有的为蜂窝样排列，细胞大小、形态相似，片状上皮表面及背景中可见长条形及梭形的裸核细胞。

细胞学最终诊断

纤维腺瘤（fibroadenoma，图3-18-5）

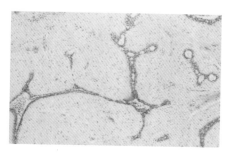

图3-18-5　纤维腺瘤（乳腺组织病理切片，HE染色，低倍）

细胞形态学特征

◆ 细胞丰富，大片状排列，三维立体的鹿角样结构。

◆ 双极细胞，梭状或卵圆形的裸核细胞。

◆ 核可有异型性，但核排列规则，染色质细颗粒状，核仁小而圆。

◆ 纤维状基质片段。

鉴别诊断

◆ 纤维囊性病变（图3-18-6）：一般而言，纤维腺瘤细胞较丰富，上皮细胞乳头状排列。而纤维囊性病变的细胞数量较少或中等，上皮细胞呈片状、蜂窝状紧密排列，周围可见肌上皮细胞；并有片状排列或单个散在的大汗腺化生细胞；背景可见泡沫细胞及细胞坏死碎片。

◆ 叶状肿瘤（phyllodes tumor，图3-18-7，3-18-8）：有时区别二者较难，二者可相似，但叶状肿瘤的上皮细胞及纤维基质成分较丰富，上皮细胞的异型性可酷似癌。较难区别时，需组织病理活检才能确诊。若见大量单个长条状、梭状核，则是叶状肿瘤的特征。

◆ 导管癌（图3-18-9）：区别二者较简单，最有助于诊断的特征包括间质碎片、鹿角状上皮结构以及导管上皮细胞的蜂窝状排列，周围可见肌上皮细胞，为纤维腺瘤。纤维腺瘤的某些异型细胞有可能酷似导管癌细胞，特别是乳头状癌，在诊断时应注意区别。当然，导管癌细胞核的恶性特征也是识别的关键之一。

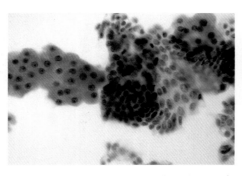

图3-18-6　纤维囊性病变（乳腺细针穿刺样本，液基制片，巴氏染色，高倍）

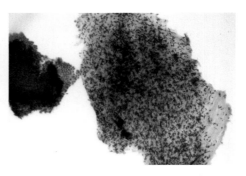

图3-18-7　乳腺叶状肿瘤，丰富的上皮细胞及纤维基质成分（乳腺细针穿刺样本，液基制片，巴氏染色，低倍）

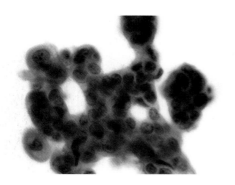

图3-18-8　乳腺叶状肿瘤,上皮细胞的异型性（乳腺细针穿刺样本，液基制片，巴氏染色，高倍）

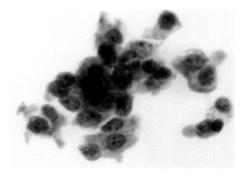

图3-18-9　乳腺导管癌（乳腺细针穿刺样本，液基制片，巴氏染色，高倍）

学习要点

　　纤维腺瘤是女性最常见的乳房良性肿瘤，可发生于任何年龄，但年轻女性更为常见。纤维腺瘤是因乳腺的间质成分及腺体成分的增生所致，临床上为边界清楚、橡胶状自由移动的包块。细胞形态学特征为丰富的上皮细胞片段及背景中的双极裸核细胞。要注意与纤维囊性病变、叶状肿瘤及导管癌的鉴别，而最重要的是与恶性肿瘤区别。

（曹跃华　解建军）

病例19

病史

女性，35岁，右侧乳房包块，1.5cm×0.8cm，不移动，边缘不清，细针穿刺样本涂片后DQ染色，液基制片，巴氏染色（图3-19-1～3-19-4）。

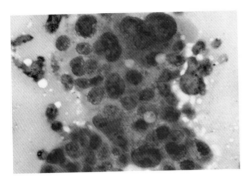

图3-19-1　乳腺细针穿刺样本（传统涂片，DQ染色，高倍）

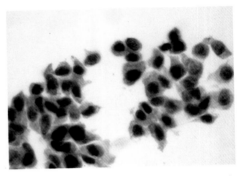

图3-19-2　乳腺细针穿刺样本（液基制片，巴氏染色，高倍）

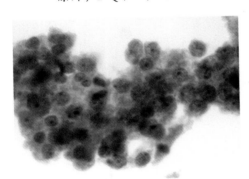

图3-19-3　乳腺细针穿刺样本（液基制片，巴氏染色，高倍）

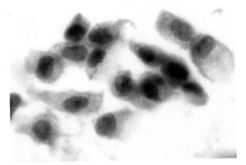

图3-19-4　乳腺细针穿刺样本（液基制片，巴氏染色，高倍）

诊断选择

A. 乳腺纤维腺瘤

B. 乳腺导管癌

C. 乳腺叶状肿瘤

D. 妊娠或哺乳期乳腺改变

显微镜下的形态

如图3-19-1～3-19-4，样本细胞十分丰富，大多为单个分布或松散聚集，细胞异型性十分明显，核质比高，核明显异型，核膜不规则，核仁明显。背景中未见双极裸核肌上皮样细胞。

细胞学最终诊断

乳腺导管癌（ductal carcinoma，图3-19-5～3-19-8）

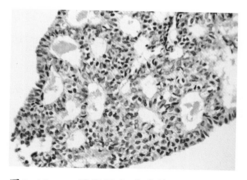

图3-19-5　浸润性乳腺导管癌（乳腺细针穿刺样本细胞块，HE染色，高倍）

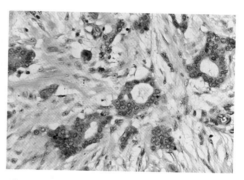

图3-19-6　乳腺浸润性导管癌（乳腺活检组织学切片，HE染色，高倍）

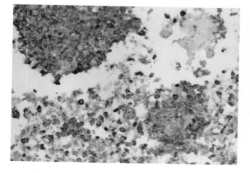

图3-19-7　细胞块，乳腺珠蛋白（Mammoglobin）阳性

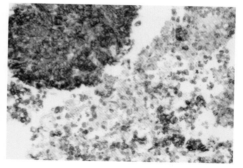

图3-19-8　细胞块，黏附素（E-Adherin）阳性

细胞形态学特征

- ◆ 细胞丰富，单个及松散聚集。
- ◆ 细胞明显异型，核偏位。
- ◆ 核形状、大小不一，核仁突出而不规则。
- ◆ 无双极裸核肌上皮样细胞。
- ◆ 背景干净或肿瘤素质。

鉴别诊断

◆ 乳腺纤维腺瘤（图3-19-9）：分化好的导管癌有时可酷似纤维腺瘤，容易造成假阳性诊断，而细胞具一定异型的纤维腺瘤也十分可能误读为导管癌。区别二者对治疗手段的选择十分重要。细胞核的高度恶性特征，如核染色质明显加深提示恶性肿瘤；相反，轻度异型，核仁基本形态一致，则倾向于纤维腺瘤的异型。纤维腺瘤中还可见到纤维基质及双极细胞，而导管癌（图3-19-10）背景中几乎不见双极裸核细胞。

◆ 乳腺叶状肿瘤（图3-19-11）：叶状肿瘤中也可见到上皮细胞的明显异型，因而酷似导管癌，但是前者的纤维基质中可见到异型的梭形细胞，这在导管癌中并不常见。免疫组化染色有助于区别。

◆ 妊娠或哺乳期乳腺改变（图3-19-12）：妊娠或哺乳期乳腺的改变可因为大量具有突出核仁的单个细胞而酷似导管癌。区别关键仍是细胞核的高度恶性特征，若无核染质深染及粗颗粒状，核变异小，则多为良性。妊娠或哺乳期乳腺的临床病史应引起注意。

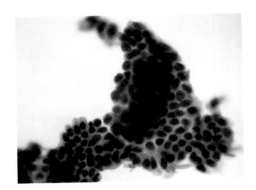

图3-19-9 乳腺纤维腺瘤（乳腺细针穿刺样本，液基制片，巴氏染色，高倍）

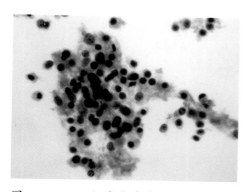

图3-19-10　乳腺导管癌（乳腺细针穿刺样本，液基制片，巴氏染色，高倍）

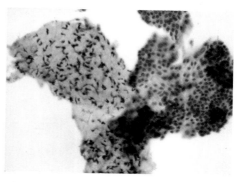

图3-19-11　乳腺叶状肿瘤（乳腺细针穿刺样本，液基制片，巴氏染色，高倍）

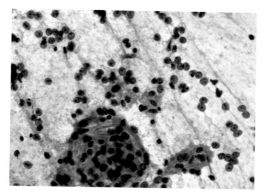

图3-19-12　泌乳型腺瘤（乳腺细针穿刺样本，传统涂片，巴氏染色，高倍）

学习要点

　　导管癌是乳腺最常见的恶性肿瘤。细胞形态学特征为细胞量十分丰富；细胞形态大小各异，异型细胞聚成小团，排列松散或单个，偶见导管或腺泡样结构，胞核大小不一，染色质增粗、增多，核膜不光滑，核仁突出且大。有时背景可见坏死、出血，无肌上皮细胞。液基细胞制片时，浸润癌的特征性背景并不明显。在诊断中应注意与纤维腺瘤、叶状肿瘤、妊娠或哺乳期乳腺改变相区别，鉴别的关键是细胞及核异型性的程度。注意细胞学检查不能区别原位癌与浸润癌。

（曹跃华　解建军）

233

病例20

病史

女性，55岁，左侧乳房包块3个月，边缘不清，细针穿刺样本涂片，巴氏染色（图3-20-1～3-20-3）。

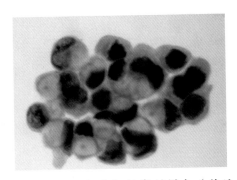

图3-20-1　乳腺细针穿刺样本（传统涂片，巴氏染色，高倍）

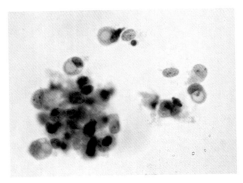

图3-20-2　乳腺细针穿刺样本（传统涂片，巴氏染色，高倍）

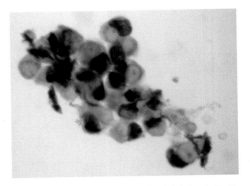

图3-20-3　乳腺细针穿刺样本（传统涂片，巴氏染色，高倍）

诊断选择

A. 胃腺癌乳腺转移

B. 乳腺小叶癌

C. 乳腺囊性肿瘤

D. 乳腺导管癌

显微镜下的形态

如图3-20-1～3-20-3，细胞量为单个散在及松散聚集，细胞及细胞核异型性不十分明显，核质比高，胞质内见明显的分泌空泡，呈印戒样细胞，背景中未见肌上皮细胞。

细胞学最终诊断

乳腺小叶癌（lobular carcinoma，图3-20-4，3-20-5）

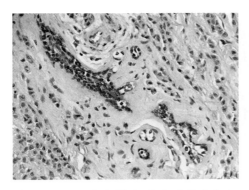

图3-20-4　浸润性小叶癌（乳腺组织病理切片，HE染色，高倍）

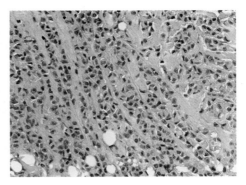

图3-20-5　浸润性小叶癌（乳腺组织病理切片，HE染色，高倍）

细胞形态学特征

◆ 细胞量少，细胞单个散在或成团分布，成团细胞可呈镶嵌式排列或链状排列。

◆ 肿瘤细胞较小，胞质内空泡，呈印戒样细胞。

◆ 核异型性较小，恶性特征不明显；核深染，通常为肾豆状核，小核仁。

◆ 背景较干净，无肌上皮细胞。

鉴别诊断

◆ 高分化导管癌：仅凭细胞形态，有时很难区别小叶癌与导管癌，原因是小细胞导管癌酷似小叶癌，而大细胞或多形性的小叶癌又酷似导管癌。一般而言，小细胞、散在分布、多形性和异型性较小、胞质空泡形成、印戒样细胞的存在等多倾向于小叶癌，但是，这些特点并不是特异性的。

学习要点

小叶癌（图3-20-6）约占乳腺癌的5%～10%，发病年龄多在45～55岁。细胞形态学特征为细胞量少，单个或成团，细胞较小，有的胞质内有空泡形成，胞核被挤到一侧呈印戒样，细胞核恶性特征不明显。仅凭细胞形态，有时很难区别小叶癌与导管癌（图3-20-7）。当细胞量不多，且细胞恶性特征又不明显时，可能导致假阴性的诊断。因此，应仔细寻找一些诊断线索，如胞质内空泡形成、核膜不规则等，从而得出正确结论。

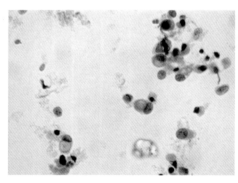 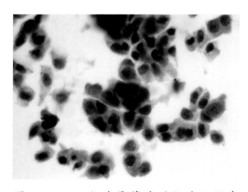

图3-20-6 乳腺小叶癌（乳腺细针穿刺样本，传统涂片，巴氏染色，高倍）　图3-20-7 乳腺导管癌（乳腺细针穿刺样本，液基制片，巴氏染色，高倍）

（曹跃华　解建军）

病例21

病史

女性，49岁，左乳房包块，细针穿刺样本涂片固定，巴氏染色（图3-21-1～3-21-4）。

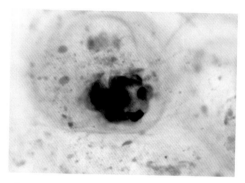

图3-21-1 乳腺细针穿刺样本（传统涂片，巴氏染色，高倍）

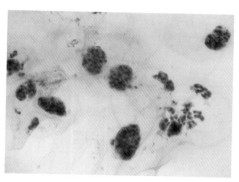

图3-21-2 乳腺细针穿刺样本（传统涂片，巴氏染色，高倍）

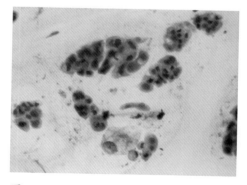

图3-21-3 乳腺细针穿刺样本（传统涂片，巴氏染色，高倍）

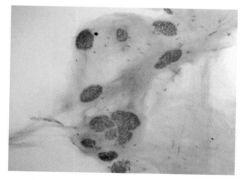

图3-21-4 乳腺细针穿刺样本（传统涂片，巴氏染色，高倍）

诊断选择

 A. 乳腺导管癌

 B. 乳腺纤维腺瘤

 C. 乳腺小叶癌

 D. 乳腺黏液癌

显微镜下的形态

如图3-21-1～3-21-4，低倍镜下见紧密排列的细胞团散布在大量的黏液背景中，在高倍镜下见上皮细胞具异型特征。

细胞学最终诊断

乳腺黏液癌（mucinous carcinoma，图3-21-5，3-21-6）

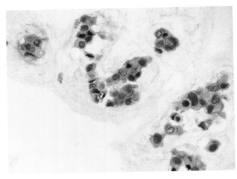 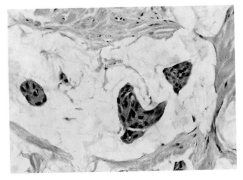

图3-21-5　乳腺黏液癌（乳腺细针穿刺样本细胞包埋，HE染色，高倍）　　图3-21-6　乳腺黏液癌（乳腺组织切片，HE染色，高倍）

细胞形态学特征

 ◆ 大量的黏液背景。

 ◆ 上皮细胞为岛状或紧密粘连的三维球状。

 ◆ 细胞核温和，异型性较小。

鉴别诊断

◆ 黏液囊肿（图3-21-7）：因背景为黏液，应注意与良性的黏液囊肿区别，后者缺乏异型的立体细胞团。

◆ 纤维腺瘤（图3-21-8）：纤维腺瘤也可存在黏液样背景，应注意区别。纤维腺瘤通常细胞十分丰富，且细胞排列为大片状或鹿角状，而非立体球状，纤维腺瘤的背景中还可见到双极裸核细胞以及黏液基质片段。

◆ 小叶癌（图3-21-9）：因其上皮细胞的恶性特征同样不明显，而且也有细胞簇，因此有必要注意区别。小叶癌细胞多单个分布，细胞小而有明显胞质分泌空泡，细胞几乎无球状排列，也没有黏液背景。

学习要点

乳腺黏液癌（mucinous carcinoma）又称胶样癌（colloid carcinoma），常见于更年期后的老年女性。单纯黏液癌预后较好。临床上，可能将黏液癌误诊为囊肿或纤维腺瘤。细胞形态学特征为背景中大量黏液，黏液湖中见到成团的岛状上皮细胞；细胞数量少或中等；上皮细胞呈单个散在或立体状细胞团，细胞异型性较小，核圆形或椭圆形，癌性特征不明显。需与有黏液背景的良性病变、小叶癌以及具局灶性黏液的浸润癌相鉴别。若为年轻的患者，诊断黏液癌应十分谨慎。

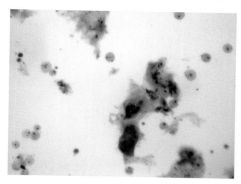

图3-21-7 乳腺囊肿（乳腺细针穿刺样本，液基制片，巴氏染色，高倍）

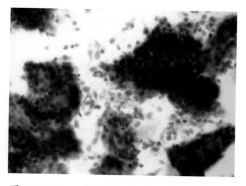

图3-21-8 纤维腺瘤（乳腺细针穿刺样本，传统涂片，巴氏染色，高倍）

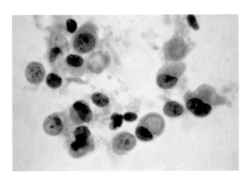

图3-21-9　小叶癌（乳腺细针穿刺样本，传统涂片，巴氏染色，高倍）

（曹跃华　解建军）

病例22

病史

　　女性，40岁，一年前诊断为甲状腺乳头状癌，行左侧甲状腺手术切除，复查超声影像提示右侧甲状腺多个不同大小结节，超声引导下甲状腺右上叶最大结节行细针穿刺，直接涂片固定，巴氏染色（图3-22-1～3-22-3）。

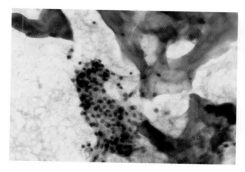

图3-22-1　甲状腺细针穿刺样本（传统涂片，巴氏染色，高倍）

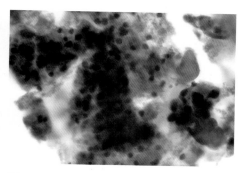

图3-22-2　甲状腺细针穿刺样本（传统涂片，巴氏染色，高倍）

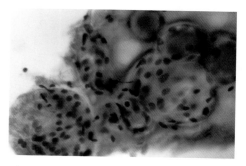

图3-22-3　甲状腺细针穿刺样本（传统涂片，巴氏染色，高倍）

诊断选择

　　A. 良性甲状腺组织

    B. 甲状腺滤泡性肿瘤

    C. 甲状腺嗜酸细胞性肿瘤

    D. 甲状腺乳头状癌

显微镜下的形态

如图3-22-1～3-22-3，细胞丰富，见大滤泡结构以及片状排列的细胞群，细胞之间联系较紧密，大小形态一致，核染色质深染且分布均匀，背景中见大量胶质。

细胞学最终诊断

良性甲状腺组织（benign thyroid tissue，图3-22-4）

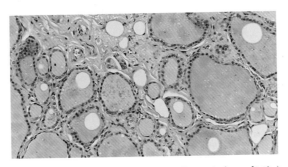

图3-22-4　良性甲状腺组织（HE染色，高倍）

细胞形态学特征

◆ 细胞为大滤泡团或片状排列，可见完整的滤泡球体。

◆ 细胞核染色质深染且分布均匀。

◆ 可见胶质。

鉴别诊断

◆ 滤泡结节性肿瘤：二者均可有滤泡样结构，然而滤泡结节性肿瘤却多为不规则的细胞形成大量小滤泡结构（图3-22-5中的红箭头所示）、管状结构、索状结构，有时可见有毛细血管贯穿的细胞团结构，而良性结节多为细胞排列规则的大滤泡结构（图3-22-3）。

◆ 嗜酸性细胞肿瘤（图3-22-6）：有时嗜酸性大细胞可见于良性结节样本中，容易与嗜酸性细胞肿瘤相混淆。若样本中仅有少量的嗜酸性大细胞化生，而大多数细胞仍为良性滤泡细胞以及丰富的胶质，则诊断良性结节是无疑的；反之，若以突出的大嗜酸性细胞为主，则应考虑嗜酸性细胞肿瘤。

◆ 乳头状癌（图3-22-7）：片状的大滤泡状细胞结构均可见于良性结节（图3-22-8）及乳头状癌的样本中，区别的关键是，形态上是否具有乳头状癌核的特征性改变，如核增大、核淡染苍白、染色质粉尘状，有核沟、核仁、核内包涵体等（图3-22-7）。

学习要点

甲状腺结节大多为良性结节，细针穿刺可快速而较准确地区别结节的良恶性，从而为临床的治疗及随访提供有效的帮助。甲状腺良性组织的细胞形态学特征为细胞数量适中，多为大球状的滤泡性结构和（或）片状排列的滤泡上皮细胞，细胞形态一致，染色质粗而核仁不明显，大滤泡结构中以及背景中可见均匀水样的胶体分布。在鉴别诊断中应注意区别肿瘤性结节。滤泡性肿瘤以小滤泡的结构出现，有时可见有毛细血管贯穿的细胞团结构；而乳头状癌的恶性核特征以及核内包涵体的存在，不难与良性增生区别。

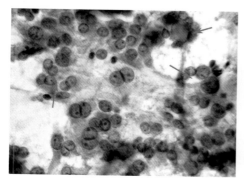

图3-22-5 滤泡结节性肿瘤（甲状腺细针穿刺样本，传统涂片，巴氏染色，高倍）

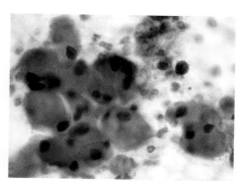

图3-22-6 嗜酸细胞性肿瘤（甲状腺细针穿刺样本，传统涂片，巴氏染色，高倍）

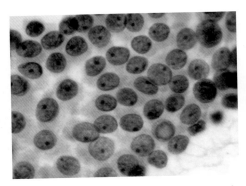

图3-22-7　乳头状癌（甲状腺细针穿刺样本，传统涂片，巴氏染色，高倍）

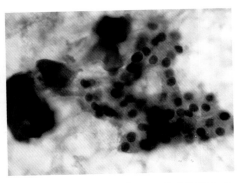

图3-22-8　良性甲状腺组织（甲状腺细针穿刺样本，传统涂片，巴氏染色，高倍）

（曹跃华　解建军）

病例23

病史

女性，66岁，甲状腺包块待查，B超引导下细针穿刺，涂片固定后巴氏染色（图3-23-1，3-23-2）。

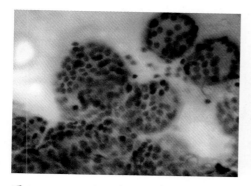 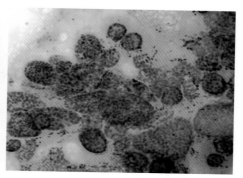

图3-23-1　甲状腺细针穿刺样本（传统涂片，巴氏染色，高倍）

图3-23-2　甲状腺细针穿刺样本（传统涂片，巴氏染色，低倍）

诊断选择

A. 甲状腺良性滤泡性结节

B. 甲状腺滤泡性肿瘤

C. 甲状腺乳头状癌

D. 甲状腺嗜酸细胞性肿瘤

显微镜下的形态

如图3-23-1、3-23-2，细胞丰富，形成片状，可见立体结构的大滤泡及小滤泡，以小滤泡数目较多。因含较多血液成分，不能分辨清细胞核结构，但可见核稍增大，形态大小基本规则，核染色较深，且染色质分布均匀。

细胞学最终诊断

甲状腺滤泡性肿瘤（follicular neoplasm，图3-23-3）

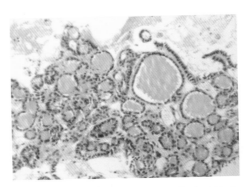

图3-23-3　甲状腺滤泡性肿瘤（甲状腺
细针穿刺样本细胞包埋，HE染色，高倍）

细胞形态学特征

◆ 细胞十分丰富。

◆ 细胞以微滤泡或管型结构为主。

◆ 滤泡细胞体积增大，排列拥挤。

◆ 胶质较少或缺乏。

学习要点

　　滤泡癌是甲状腺常见的第二大恶性肿瘤。对滤泡性肿瘤的诊断分类目的是识别包块是否为滤泡癌，并决定是否选择手术切除。细胞学很难准确区分滤泡性良性肿瘤与滤泡癌。因此，在诊断用语上用"滤泡性肿瘤"。其细胞形态学特征为，细针穿刺样本中大部分细胞明显拥挤和（或）微滤泡结构。细胞量中等或丰富，可见微滤泡以及散在单个细胞，滤泡细胞大小正常，形成均匀一致的细胞群，细胞质稀少或中等，细胞核轻度深染，核仁不明显，部分细胞核出现非典型性（如核增大、核仁明显），胶质很少或缺乏。鉴别上主要与甲状腺良性组织（图3-23-4）或乳头状癌（图3-23-5）相区别。如果细针穿刺样本中主要为Hürthle细胞（嗜酸性细胞），诊断为"滤泡性肿瘤，Hürthle细胞型"（图3-23-6）；如果样本内出现乳头状癌的核特征，则不属于本诊断分类。滤泡性肿瘤的恶性风险为15%～30%，临床上通常选择手术治疗。图3-23-7为甲状腺滤泡性肿瘤的组织形态学特征。

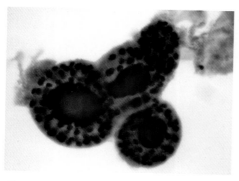

图3-23-4　良性甲状腺组织（甲状腺细针穿刺样本，液基制片，巴氏染色，高倍）

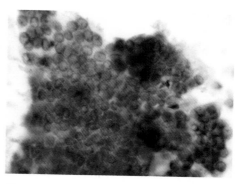

图3-23-5　甲状腺乳头状癌（甲状腺细针穿刺样本，传统涂片，巴氏染色，高倍）

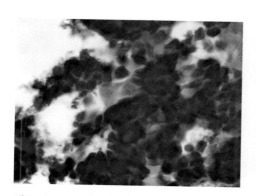

图3-23-6　甲状腺滤泡性肿瘤，Hürthle细胞型（甲状腺细针穿刺样本，传统涂片，巴氏染色，高倍）

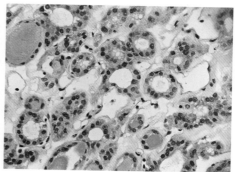

图3-23-7　甲状腺滤泡性肿瘤（组织切片HE染色，高倍）

（曹跃华　解建军）

病例24

病史

    女性，42岁，乳腺癌病史，双乳切除术后，现右侧甲状腺包块，细针穿刺，样本涂片后固定，DQ染色及巴氏染色（图3-24-1~3-24-5）。

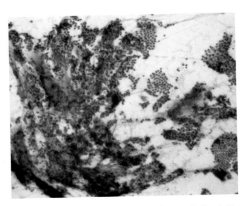

图3-24-1　甲状腺细针穿刺样本（传统涂片，巴氏染色，低倍）

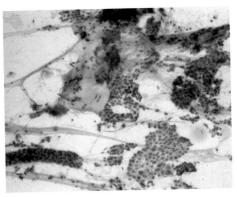

图3-24-2　甲状腺细针穿刺样本（传统涂片，巴氏染色，低倍）

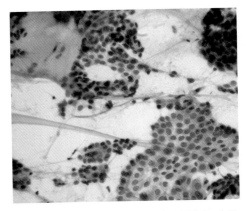

图3-24-3　甲状腺细针穿刺样本（传统涂片，巴氏染色，高倍）

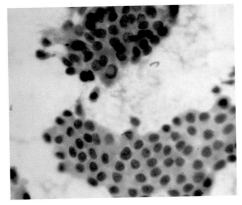

图3-24-4　甲状腺细针穿刺样本（传统涂片，巴氏染色，高倍）

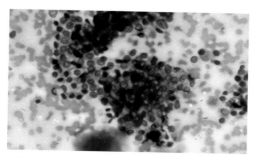

图3-24-5　甲状腺细针穿刺样本（传统涂片，DQ染色，高倍）

诊断选择

A. 乳腺癌甲状腺转移

B. 甲状腺乳头状癌

C. 甲状腺组织良性增生

D. 甲状腺滤泡性肿瘤

显微镜下的形态

如图3-24-1～3-24-5，样本细胞丰富，见片状、乳头状及条索状排列的上皮细胞，有的细胞群排列较紊乱，背景中有大量胶状物，细胞核异型性，核膜不规则，核染色质较淡染，可见核内包涵体及核沟，核仁不明显，存在毛细血管穿行结构。

细胞学最终诊断

甲状腺乳头状癌（thyroid papillary carcinoma，图3-24-6）

细胞形态学特征

◆ 细胞排列乳头状、片状。

◆ 核拥挤、重叠。

◆ 核增大、核膜增厚和不规则。

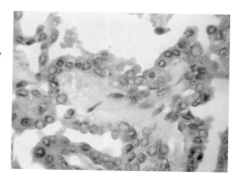

图3-24-6　甲状腺乳头状癌（甲状腺细针穿刺样本细胞包埋，HE染色，高倍）

◆ 核淡染苍白，染色质粉尘状。

◆ 有核沟、核仁、核内包涵体。

◆ 核质比增高。

◆ 可见砂粒体。

学习要点

　　此例的特征是在大量滤泡细胞的背景中有丰富的胶质，加之细胞的异型性不十分突出，很容易误读为甲状腺滤泡性肿瘤（图3-24-7）或良性甲状腺滤泡组织增生（图3-24-8）。此例中提示其异常的形态特征包括：排列紊乱的细胞群，可见毛细血管穿行结构（图3-24-9中的黄箭头所示），仔细寻找可见如图3-24-10、3-24-11中的红箭头所示的少数细胞核的核内包涵体及核的异型性（如核沟、淡染的染色质等）。

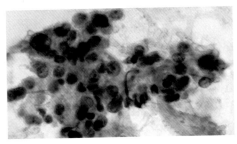

图3-24-7　甲状腺滤泡性肿瘤（甲状腺细针穿刺样本，传统涂片，巴氏染色，高倍）

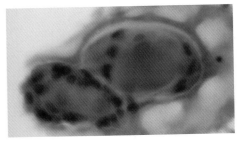

图3-24-8　良性甲状腺滤泡组织（甲状腺细针穿刺样本，传统涂片，巴氏染色，高倍）

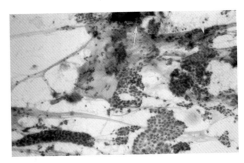

图3-24-9　甲状腺乳头状癌（甲状腺细针穿刺样本，传统涂片，巴氏染色，高倍）

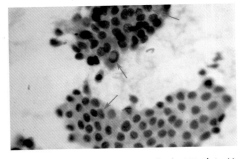

图3-24-10　甲状腺乳头状癌（甲状腺细针穿刺样本，传统涂片，巴氏染色，高倍）

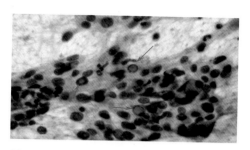

图3-24-11　甲状腺乳头状癌（甲状腺细针
穿刺样本，传统涂片，巴氏染色，高倍）

（曹跃华　杨　敏）

病例25

女性，18岁，右甲状腺肿大，要求细针穿刺排除甲状腺癌。细针穿刺样本涂片，DQ染色以及巴氏染色（图3-25-1～3-25-4）。

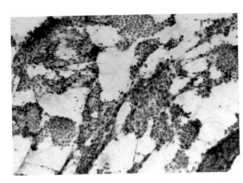

图3-25-1 甲状腺细针穿刺样本（传统涂片，巴氏染色，高倍）

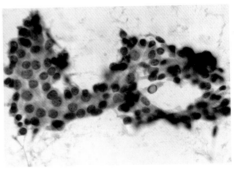

图3-25-2 甲状腺细针穿刺样本（传统涂片，巴氏染色，高倍）

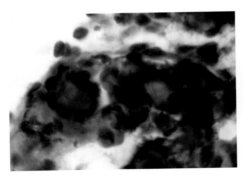

图3-25-3 甲状腺细针穿刺样本（传统涂片，DQ染色，高倍）

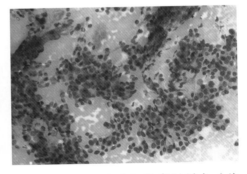

图3-25-4 甲状腺细针穿刺样本（传统涂片，DQ染色，高倍）

诊断选择

A. 甲状腺良性组织

    B. 甲状腺髓样癌

    C. 甲状腺滤泡性肿瘤

    D. 甲状腺乳头状癌

显微镜下的形态

    如图3-25-1~3-25-4，细胞可见相互联系的片状排列，有乳头状、蜂窝状或单个散在；胞体明显增大，核质比增高；胞核明显增大，染色质淡染，可见核内包涵体、核沟，核仁不明显；见砂粒体，未见胶质。

细胞学最终诊断

    甲状腺乳头状癌（thyroid papillary carcinoma，图3-25-5）

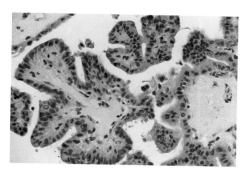

图3-25-5　甲状腺乳头状癌（组织切
片，HE染色，高倍）

细胞形态学特征

◆ 细胞排列乳头状、片状。

◆ 核拥挤、重叠。

◆ 核增大，核膜增厚和不规则。

◆ 核淡染苍白，染色质粉尘状。

◆ 有核沟、核仁、核内包涵体。

◆ 核质比增高。

◆ 可见砂粒体。

学习要点

　　乳头状癌是甲状腺癌中最常见的类型，可见于任何年龄及性别。普通型乳头状癌生长慢，恶性程度较低，预后较好。甲状腺乳头状癌的细胞形态学特征为细胞乳头状结构或合体状结构，核内有包涵体，核增大、毛玻璃状染色质，核仁可见多个小核仁，可见核沟，尚可见砂粒体、多核巨细胞等。鉴别诊断包括与甲状腺良性组织（图3-25-6，3-25-7）、嗜酸性细胞肿瘤（图3-25-8）和滤泡性肿瘤（图3-25-9）等的区别。识别的关键仍是核的典型异型形态特征：核增大，核膜不规则，核苍白淡染呈粉尘状，有核仁及核沟、核内包涵体。根据这些特征判读甲状腺乳头状癌（图3-25-10、3-25-11注意红箭头所示的砂粒体及蓝箭头所示的核内包涵体）并不难。

　　甲状腺的样本，应重点判读以下几点。

◆ 判读核特征，鉴定是否为乳头状癌。

◆ 分析细胞间排列的结构，从而判定是良性还是恶性肿瘤。

◆ 细胞群的血管包绕结构，提示异常。

◆ 细胞单层排列，温和细胞核特征为良性。

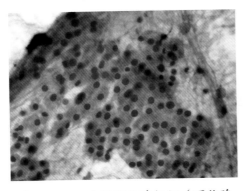

图3-25-6　良性甲状腺组织（甲状腺细针穿刺样本，传统涂片，DQ染色，高倍）

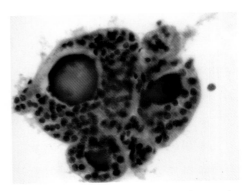

图3-25-7　良性甲状腺组织（甲状腺细针穿刺样本，传统涂片，DQ染色，高倍）

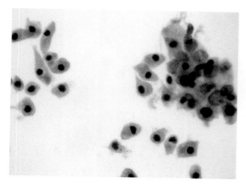

图3-25-8　嗜酸性细胞肿瘤（甲状腺细针穿刺样本，传统涂片，DQ染色，高倍）

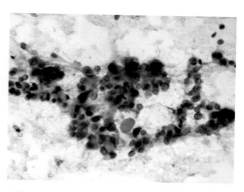

图3-25-9　甲状腺滤泡性肿瘤（甲状腺细针穿刺样本，传统涂片，DQ染色，高倍）

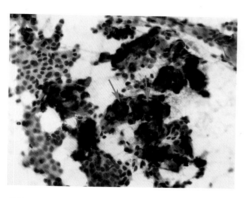

图3-25-10　甲状腺乳头状癌，砂粒体（甲状腺细针穿刺样本，传统涂片，DQ染色，高倍）

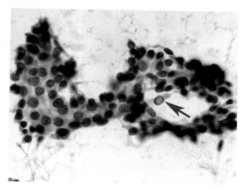

图3-25-11　甲状腺乳头状癌（甲状腺细针穿刺样本，传统涂片，DQ染色，高倍）

（曹跃华　杨　敏）

病例26

病史

男性，31岁，甲状腺癌行甲状腺摘除术后一年，发现右颈淋巴结肿大，行细针穿刺排除肿瘤，取样涂片后风干固定DQ染色及酒精固定后巴氏染色（图3-26-1～3-26-4）。

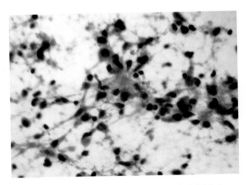
图3-26-1　颈淋巴结细针穿刺样本
（传统涂片，巴氏染色，高倍）

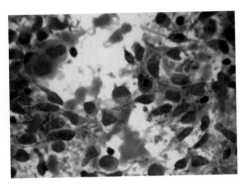
图3-26-2　颈淋巴结细针穿刺样本
（传统涂片，DQ染色，高倍）

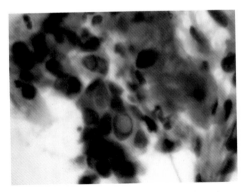
图3-26-3　颈淋巴结细针穿刺样本
（传统涂片，巴氏染色，高倍）

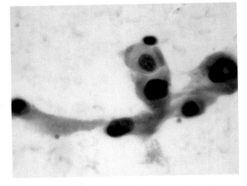
图3-26-4　颈淋巴结细针穿刺样本
（传统涂片，巴氏染色，高倍）

诊断选择

    A. 甲状腺乳头状癌淋巴结转移

    B. 甲状腺髓样癌淋巴结转移

    C. 甲状腺嗜酸细胞癌淋巴结转移

    D. 恶性黑色素瘤淋巴结转移

显微镜下的形态

如图3-26-1～3-26-4，细胞丰富，多分散为单个细胞，细胞排列不规则，细胞大小、形态不一，大多为长条形，核大而不规则，核染色深，见核仁及突出的核内包涵体，胞质相对丰富，颗粒状深染。

细胞学最终诊断

甲状腺乳头状癌，高细胞型（papillary carcinoma，tall cell variation）

细胞形态学特征

    ◆ 细胞可有乳头状、片状、微滤泡状及单个分散。

    ◆ 核增大，核膜增厚和不规则，核拥挤或重叠。

    ◆ 核稍深染，粉尘状核不明显，有核沟、核仁、核内包涵体。

    ◆ 细胞质丰富，为颗粒状。

    ◆ 可见砂粒体、组织细胞、多核巨细胞。

学习要点

此例的细胞形态学特征诊断为乳头状癌无疑，细胞具有普通乳头状癌的某些核特征（图3-26-5中的红箭头所示的核内包涵体及黄箭头所示的核沟），特别是核内包涵体，又具有高细胞型的特征：长条细胞，丰富颗粒样胞质。依病史及细胞形态不难识别。图3-26-6为正常甲状腺形态的学习参考图。图3-26-7为甲状腺乳头状癌高细胞型的组织病理切片。

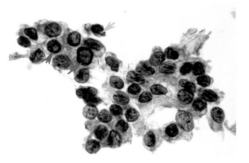

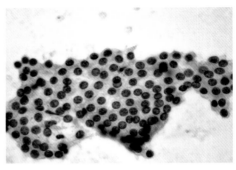

图3-26-5　甲状腺乳头状癌，高细胞型（甲状腺细针穿刺样本，传统涂片，巴氏染色，高倍）

图3-26-6　正常甲状腺（甲状腺细针穿刺样本，传统涂片，巴氏染色，高倍）

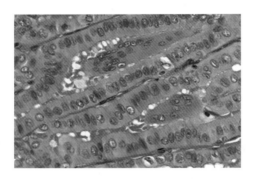

图3-26-7　甲状腺乳头状癌，高细胞型（甲状腺组织病理切片，HE染色，高倍）

（曹跃华　杨　敏）

病例27

病史

男性，42岁，右侧甲状腺包块待查，行细针穿刺，涂片固定，巴氏染色及风干DQ染色（图3-27-1～3-27-4）。

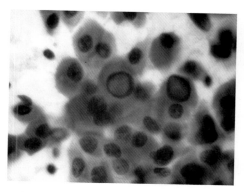

图3-27-1　甲状腺细针穿刺样本（传统涂片，巴氏染色，高倍）

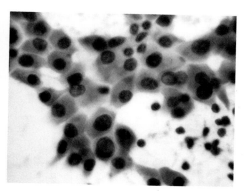

图3-27-2　甲状腺细针穿刺样本（传统涂片，巴氏染色，高倍）

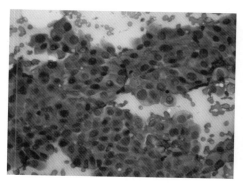

图3-27-3　甲状腺细针穿刺样本（传统涂片，DQ染色，高倍）

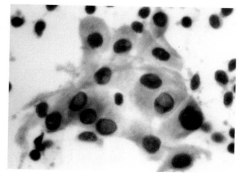

图3-27-4　甲状腺细针穿刺样本（传统涂片，巴氏染色，高倍）

诊断选择

A. 甲状腺良性组织

B. 甲状腺髓样癌

C. 甲状腺乳头状癌，嗜酸细胞型

D. 转移性肾细胞癌

显微镜下的形态

如图3-27-1～3-27-4，细胞丰富，多片状排列，细胞异型明显，颗粒样深染胞质，胞核大小、形态不一，多为多角形，核明显增大，染色质淡染，可见核仁、核沟，以及突出的核内包涵体。核仁明显，核膜明显不规则，胞质虽丰富，但核质比增大。

细胞学最终诊断

甲状腺乳头状癌，嗜酸细胞型（thyroid papillary carcinoma, Hürthle cell type，图3-27-5，3-27-6）

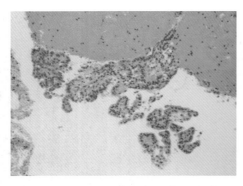 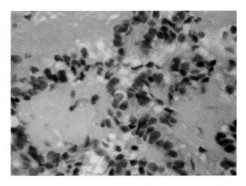

图3-27-5　甲状腺乳头状癌，嗜酸细胞型（甲状腺细针穿刺样本细胞包埋，HE染色，低倍）

图3-27-6　甲状腺乳头状癌，嗜酸细胞型（甲状腺细针穿刺样本细胞包埋，HE染色，高倍）

细胞形态学特征

◆ 单一的嗜酸细胞群，细胞间松散连接。

◆ 甲状腺乳头状癌核特征，如淡染核及核内包涵体等。

鉴别诊断

◆ 良性甲状腺组织（图3-27-7）：为片状排列，细胞之间无明显异型，核小而染色深，无核的恶性特征，背景中及滤泡中央见大量胶质。

◆ 嗜酸性细胞肿瘤（图3-27-8）：细胞具非典型的嗜酸性类型，但无典型乳头状癌的核特征（图3-27-9），如淡染核及核内包涵体等。

◆ 肾细胞癌甲状腺转移（图3-27-10）：颗粒样胞质及异型核与甲状腺乳头状癌有些相似，然而甲状腺乳头状癌典型核特征及相关临床病史有助于区别。

学习要点

大多数的嗜酸细胞肿瘤为实性，具有包膜。仅依细胞形态学有时很难区别其良恶性，因此在细胞病理诊断术语上常用"嗜酸细胞肿瘤"。但若"嗜酸细胞肿瘤"伴有甲状腺乳头状癌的核特征，如淡染核及核内包涵体（图3-27-9中的红箭头所示）等细胞形态学特点时，则诊断为"甲状腺乳头状癌，嗜酸细胞型"。鉴别诊断包括甲状腺良性组织、嗜酸性细胞肿瘤、转移性肾细胞癌。鉴别的关键是甲状腺乳头状癌的核特征。

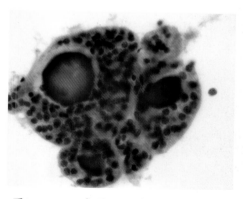

图3-27-7 良性甲状腺组织（甲状腺细针穿刺样本，液基制片，巴氏染色，高倍）

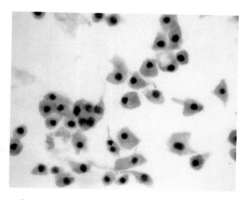

图3-27-8 嗜酸性细胞肿瘤（甲状腺细针穿刺样本，液基制片，巴氏染色，高倍）

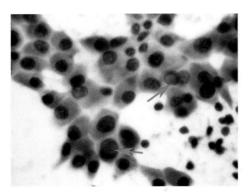

图3-27-9　甲状腺乳头状癌，嗜酸细胞型（甲状腺细针穿刺样本，传统涂片，巴氏染色，高倍）

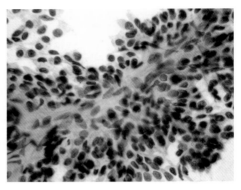

图3-27-10　肾细胞癌甲状腺转移（甲状腺细针穿刺样本，传统涂片，巴氏染色，高倍）

（曹跃华　杨　敏）

病例28

病史

女性，67岁，B超查甲状腺异质（heterogeneous）性包块，细针穿刺排除肿瘤。取样后涂片固定，巴氏染色（图3-28-1～3-28-4）。

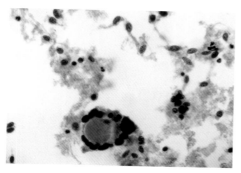

图3-28-1 甲状腺细针穿刺样本（传统涂片，巴氏染色，高倍）

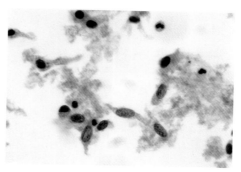

图3-28-2 甲状腺细针穿刺样本（传统涂片，巴氏染色，高倍）

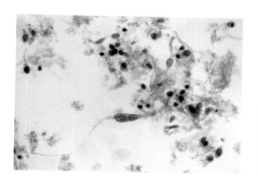

图3-28-3 甲状腺细针穿刺样本（传统涂片，巴氏染色，高倍）

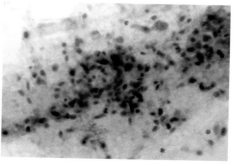

图3-28-4 甲状腺细针穿刺样本（传统涂片，巴氏染色，高倍）

诊断选择

A. 良性甲状腺组织

    B. 鳞状细胞癌甲状腺转移

    C. 恶性黑色素瘤甲状腺转移

    D. 甲状腺髓样癌

显微镜下的形态

如图3-28-1～3-28-4，细胞数量中等，多为散在及松散簇状排列，细胞形状、大小各异，为梭形、柱形、长条形，有的细胞胞质边界不清，甚而仅有裸核，胞质颗粒状，细胞核明显异型，为椭圆形和梭形，染色质椒盐样分布，单个及多个小核仁，背景见淀粉样蛋白。

细胞学最终诊断

甲状腺髓样癌（medullary thyroid carcinoma，MTC）

细胞形态学特征

◆ 细胞数量中等到大量，单个散在细胞与松散的细胞团。

◆ 上皮样、浆细胞样或梭形细胞。

◆ 核圆形或梭形、椒盐样染色质，可见核内假包涵体和核仁。

◆ 颗粒状胞质，淀粉样蛋白。

鉴别诊断

◆ 嗜酸细胞瘤（图3-28-5）：髓样癌与嗜酸细胞肿瘤均可见单个分散、具有较丰富胞质的瘤细胞，然而嗜酸细胞肿瘤细胞核仁较大，且核染色质的分布并不是椒盐状，这些特征有助于区别。

◆ 未分化（间变性）癌：髓样癌的大细胞，多型性与间变癌有一定的相似性。未分化癌可有3种细胞成分（图3-28-6）：梭形细胞（红箭头）、大细胞（黄箭头）以及鳞状上皮样细胞（蓝及黄箭头）。细胞分化很差，恶性特征十分明显。而髓样癌在形态分化上要明显高些。

◆ 乳头状癌（图3-28-7）：髓样癌与乳头状癌均可见核内包涵体而易混淆，但髓样癌为椒盐状分布的核染色质，而乳头状癌则为玻璃状核染色质。

学习要点

甲状腺髓样癌（MTC）又称C细胞癌，是由滤泡旁细胞（即C细胞——合成和分泌降钙素）发生的恶性肿瘤，占甲状腺癌的5%～10%，该瘤中90%的肿瘤细胞分泌降钙素，产生严重腹泻和低钙血症，临床上表现为质硬的无痛性肿块。患者的血清降钙素水平可用于筛查此肿瘤。组织学上（图3-28-8），MTC具高度变异性，肿瘤细胞可排列成片状、巢状或带状，细胞可多边形、圆形、浆细胞型或梭形。MTC的细胞形态特征主要为细胞松散，单个，簇状排列，大小各异，核明显异型，染色质椒盐样分布，单个及多个小核仁，背景见淀粉样蛋白（图3-28-9及图3-28-10中的红箭头所示），刚果红染色可确定。鉴别诊断包括其他类型的甲状腺癌、嗜酸细胞肿瘤及转移性癌。髓样癌免疫组织化学染色：降钙素（calcitonin）阳性，甲状腺球蛋白（thyroglobulin）阴性；滤泡性腺癌、乳头状癌和间变性癌甲状腺球蛋白均为阳性，而降钙素为阴性。

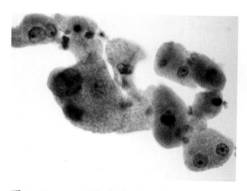

图3-28-5 甲状腺嗜酸细胞瘤（甲状腺细针穿刺样本，传统涂片，巴氏染色，高倍）

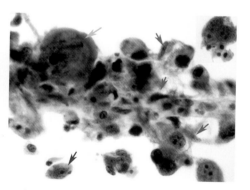

图3-28-6 甲状腺未分化（间变性）癌（甲状腺细针穿刺样本，传统涂片，巴氏染色，高倍）

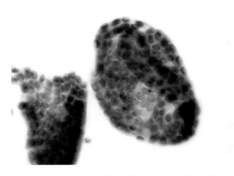

图3-28-7 甲状腺乳头状癌（甲状腺细针穿刺样本，传统涂片，巴氏染色，高倍）

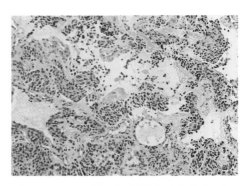

图3-28-8 甲状腺髓样癌（组织切片，HE染色，低倍）

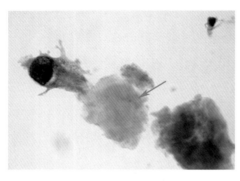

图3-28-9 甲状腺髓样癌（甲状腺细针穿刺样本，传统涂片，巴氏染色，高倍）

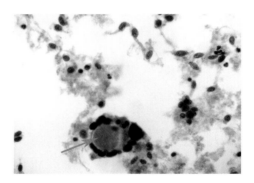

图3-28-10 甲状腺髓样癌（甲状腺细针穿刺样本，传统涂片，巴氏染色，高倍）

（曹跃华 解建军）

病例29

病史

女性，55岁，右侧甲状腺3.2cm低回声结节，细针穿刺样本涂片固定，巴氏染色（图3-29-1～3-29-4）。

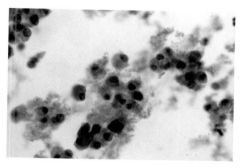

图3-29-1 甲状腺细针穿刺样本（传统涂片，巴氏染色，高倍）

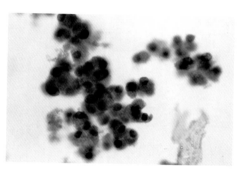

图3-29-2 甲状腺细针穿刺样本（传统涂片，巴氏染色，高倍）

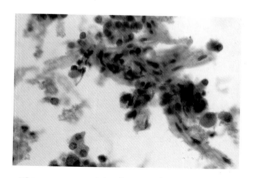

图3-29-3 甲状腺细针穿刺样本（传统涂片，巴氏染色，高倍）

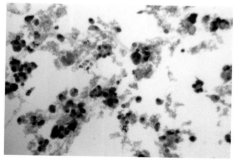

图3-29-4 甲状腺细针穿刺样本（传统涂片，巴氏染色，高倍）

诊断选择

A. 甲状腺髓样癌

B. 甲状腺乳头状癌，嗜酸细胞型

C. 甲状腺嗜酸细胞瘤

D. 慢性淋巴细胞性甲状腺炎

显微镜下的形态

如图3-29-1～3-29-4，样本见单一的嗜酸细胞，成片或松散分布，细胞多形性，胞质丰富，含嗜酸性红染颗粒，核质比不高；未见胶质成分，见血管穿行结构。

细胞学最终诊断

甲状腺嗜酸细胞瘤（thyroid Hürthle cell neoplasm）

细胞形态学特征

◆ 单一嗜酸性细胞。

◆ 细胞排列较松散。

◆ 突出的大核仁。

鉴别诊断

◆ 甲状腺髓样癌：细胞异型十分明显，细胞多单个分散或松散聚集，细胞可见梭形、浆细胞样或圆形，核染色质较粗而伴透亮区，背景中可见淀粉样基质（图3-29-5）。

◆ 慢性淋巴细胞性甲状腺炎：可见大量淋巴细胞，以及不等的浆细胞、巨噬细胞（图3-29-6）。

◆ 甲状腺乳头状癌，嗜酸细胞型（图3-29-7）：具有乳头状癌典型的核特征，如核呈毛玻璃状、核内包涵体、核沟等。

◆ 肾细胞癌甲状腺转移（图3-29-8）：其突出的核仁及颗粒样胞质与甲状腺嗜酸细胞瘤十分相似。临床病史有助于区别，免疫组化可进一步确诊，肾细胞癌的甲状腺球蛋白及TTF-1为阴性。

学习要点

　　大多数的甲状腺嗜酸细胞瘤为实性，具有包膜。仅依细胞形态学很难区别其良恶性，因此在细胞病理诊断术语上只用"嗜酸细胞瘤"。临床多行手术切除，切除后组织切片证实为恶性，再行甲状腺全切术。细针穿刺样本的细胞形态学特点为可见丰富而单一的嗜酸性细胞，成片或松散成群分布。细胞较大，多形性或卵圆形不等；胞质丰富，含嗜酸性颗粒；核大、异型性明显，核仁突出，可见双核；几乎不见胶质。本病例中可见血管穿行结构（图3-29-9中的红箭头所示）。鉴别上主要与其他具有类似嗜酸性细胞的肿瘤区别（图3-29-5～3-29-8），包括淋巴细胞性甲状腺炎、甲状腺髓样癌、甲状腺乳头状癌的嗜酸性细胞型、肾细胞癌甲状腺转移。图3-29-10为甲状腺嗜酸细胞腺瘤的组织形态。

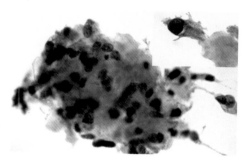

图3-29-5　甲状腺细针穿刺样本，甲状腺髓样癌（传统涂片，巴氏染色，高倍）

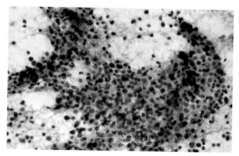

图3-29-6　甲状腺细针穿刺样本，慢性淋巴细胞性甲状腺炎（传统涂片，巴氏染色，高倍）

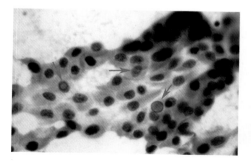

图3-29-7　甲状腺乳头状癌，嗜酸细胞型（甲状腺细针穿刺样本，传统涂片，巴氏染色，高倍）

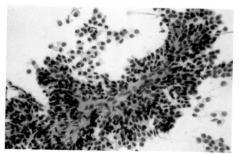

图3-29-8　肾细胞癌甲状腺转移（甲状腺细针穿刺样本，传统涂片，巴氏染色，低倍）

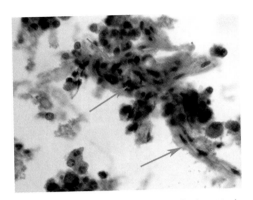

图3-29-9 甲状腺嗜酸细胞瘤（甲状腺细针穿刺样本，传统涂片，巴氏染色，高倍）

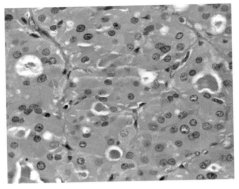

图3-29-10 甲状腺嗜酸细胞腺瘤（组织切片，HE染色，高倍）

（曹跃华　解建军）

病例30

病史

女性，35岁，右上颌包块，行细针穿刺，样本涂片固定，巴氏染色及DQ
染色（图3-30-1～3-30-4）。

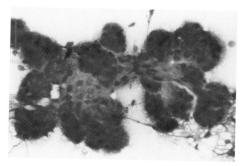

图3-30-1　右上颌包块细针穿刺样本
（传统涂片，DQ染色，高倍）

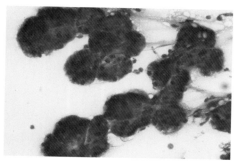

图3-30-2　右上颌包块细针穿刺样本
（传统涂片，DQ染色，高倍）

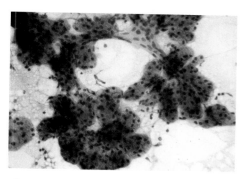

图3-30-3　右上颌包块细针穿刺样本
（传统涂片，巴氏染色，高倍）

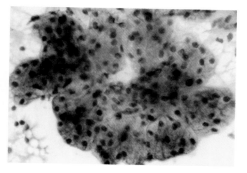

图3-30-4　右上颌包块细针穿刺样本
（传统涂片，巴氏染色，高倍）

诊断选择

A. 涎腺分泌型腺癌

271

B. 涎腺腺癌

C. 良性涎腺组织

D. 涎腺腺泡细胞癌

显微镜下的形态

如图3-30-1～3-30-4，镜下细胞丰富，见葡萄簇状排列的腺泡细胞，细胞大小均匀，细胞核大小一致，核质比小，核仁不明显；丰富淡染的浆液型胞质，背景干净。

细胞学最终诊断

良性涎腺组织（benign salivary gland tissue）

细胞形态学特征

◆ 片状排列的浆液性或黏液性腺泡细胞，规则呈葡萄簇状。

◆ 导管细胞呈片状或管状排列。

学习要点

本病例除了认识良性涎腺细胞的形态外，还应考虑到细针穿刺未取到病变细胞，仅穿刺到良性涎腺组织的情况。报告上不能用"肿瘤细胞阴性"表达，有可能因为穿刺技术的问题而未能取到病变组织，故不能排除肿瘤的存在，应该建议临床重新穿刺。在鉴别诊断中，应避免与恶性特征不明显的腺泡细胞癌相混淆。

（曹跃华　杨　敏）

病例31

病史

男性，45岁，右下颌及耳下包块2年，缓慢无痛性增大，查包块无压痛，实性包块4cm×5cm，细针穿刺，样本涂片固定，巴氏染色及DQ染色（图3-31-1～3-31-4）。

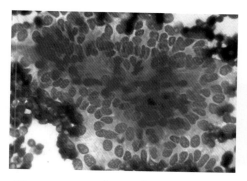

图3-31-1　涎腺细针穿刺样本（传统涂片，DQ染色,高倍）

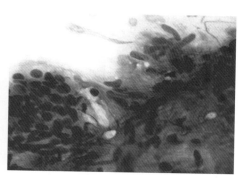

图3-31-2　涎腺细针穿刺样本（传统涂片，DQ染色,高倍）

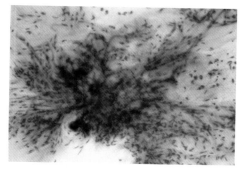

图3-31-3　涎腺细针穿刺样本（传统涂片，巴氏染色，高倍）

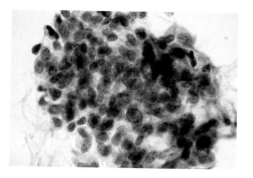

图3-31-4　涎腺细针穿刺样本（传统涂片，巴氏染色，高倍）

诊断选择

A. 多形性腺瘤

    B. 基底细胞肿瘤

    C. 腺癌

    D. 良性涎腺组织

显微镜下的形态

如图3-31-1~3-31-4，成片上皮细胞，排列规则，细胞核异型性较小，巴氏染色低倍镜下见淡蓝色的基质，单个散在的肌上皮细胞以及片状的导管上皮细胞，而风干后DQ染色上见特征性的粉红色纤维基质结构，梭形的肌上皮细胞包埋于其基质中。

细胞学最终诊断

涎腺多形性腺瘤（pleomorphic adenoma）

细胞形态学特征

◆ 细胞丰富，连接紧密的导管上皮细胞。

◆ 间充质基质成分以及肌上皮细胞。

学习要点

多形性腺瘤是涎腺肿瘤中最常见的、缓慢生长的无痛性良性肿瘤，为坚硬而边界清楚的肿块，术后可复发。细胞形态学特征为细胞丰富，见形态规则、连接紧密的导管上皮细胞、间充质基质成分以及肌上皮细胞。诊断中注意区别基底细胞肿瘤（图3-31-5）、黏液上皮样癌（图3-31-6）以及腺样囊性肿瘤（图3-31-7）等。若样本中基质很少或无基质，基本可以排除多形性腺瘤（图3-31-8、3-31-9）的诊断。但若细胞明显异型，并且具有明显的恶性特征，可排除多形性腺瘤而诊断为癌。若见到规则圆柱状的腺样囊性样基质，则多倾向腺样囊性癌。多形性腺瘤可伴有鳞状及黏液性上皮化生，若存在大量的鳞状上皮化生或黏液性上皮化生，则应考虑黏液上皮样癌的可能性，后者可伴有明显的核异型。有时多形性腺瘤的纤维基质特征不明显时，容易与基底细胞肿瘤相混。二者均有小而中等大小的片状排列的导管上皮细胞，但基底细胞肿瘤的细胞体积较小，为基底样细胞，且排列为特征性的栅栏状；而寻找多形性腺瘤的纤维基质特征有助于区别。总之，温和的导管上皮细胞及特征性的纤维基质成分（图3-31-9）包裹着肌上皮细胞是有助于区别多形性腺瘤的形态特征。

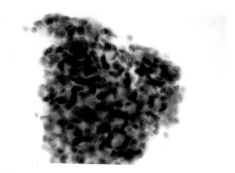

图3-31-5 涎腺基底细胞肿瘤（涎腺细针穿刺样本，传统涂片，巴氏染色，高倍）

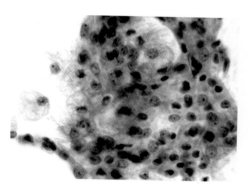

图3-31-6 涎腺黏液上皮样癌（涎腺细针穿刺样本，传统涂片，巴氏染色，高倍）

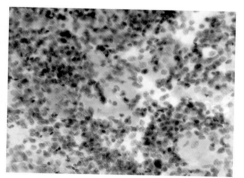

图3-31-7 涎腺腺样囊性癌（涎腺细针穿刺样本，传统涂片，巴氏染色，高倍）

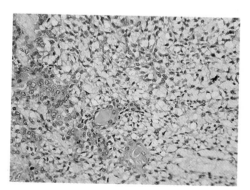

图3-31-8 涎腺多形性腺瘤（组织病理切片，HE染色，低倍）

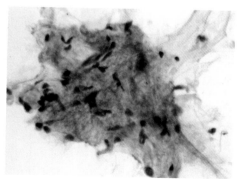

图3-31-9 多形性腺瘤的纤维基质（涎腺细针穿刺样本，传统涂片，巴氏染色，高倍）

（曹跃华　解建军）

病例32

男性，57岁，右侧颈部包块，细针穿刺，样本涂片固定，巴氏染色及DQ染色（图3-32-1～3-32-4）。

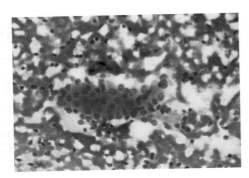

图3-32-1　涎腺细针穿刺样本（传统涂片，DQ染色，低倍）

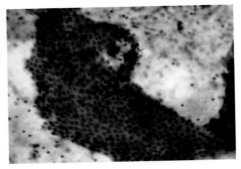

图3-32-2　涎腺细针穿刺样本（传统涂片，巴氏染色，低倍）

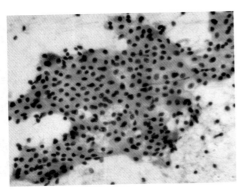

图3-32-3　涎腺细针穿刺样本（传统涂片，巴氏染色，高倍）

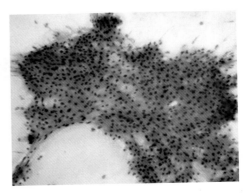

图3-32-4　涎腺细针穿刺样本（传统涂片，巴氏染色，低倍）

诊断选择

- A. 涎腺嗜酸细胞瘤
- B. 涎腺淋巴乳头状囊腺瘤（Warthin瘤）
- C. 良性涎腺细胞
- D. 涎腺腺泡细胞癌

显微镜下的形态

如图3-32-1～3-32-4，镜下细胞丰富，见大片状排列的大嗜酸细胞，细胞形状、大小一致，核温和，核质比不高，核仁不明显，颗粒样胞质，背景中见蛋白样坏死碎片及浸润散在的淋巴细胞。

细胞学最终诊断

涎腺淋巴乳头状囊腺瘤（Warthin瘤，图3-32-5）

细胞形态学特征

- ◆ 片状排列的大嗜酸细胞。
- ◆ 淋巴细胞。
- ◆ 颗粒样碎片背景。

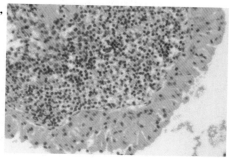

图3-32-5　Warthin瘤（涎腺细针穿刺样本细胞包埋，HE染色，高倍）

学习要点

涎腺淋巴乳头状囊腺瘤（Warthin瘤）主要发生于腮腺和腮腺淋巴结，老年男性多见。临床表现为无痛性肿块，边界清楚、质软，位于皮下，不活动（"固定"），少数病例可为多中心性或双侧性。细针穿刺样本的细胞形态学特征为片状排列的大嗜酸细胞，混合性淋巴细胞，黏液状的无定形物质以及细胞碎片的背景。在鉴别诊断中，注意区别良性涎腺组织（图3-32-6）、涎腺嗜酸细胞瘤（图3-32-7）、腺泡细胞癌（图3-32-8）以及转移性肾细胞癌，抓住其细胞形态学特征，有助于区别。应注意的是，一般而言，Warthin瘤细胞核较温和而规则，染色质均匀，可见小核仁；但有时也可见核增大，明显核仁，酷似恶性细胞，注意不要过度诊断。从细胞包埋（图3-32-5）及组织病理切片（图3-32-9）可见，肿瘤由上皮和淋巴样组织组成。上皮成分形成不规则的大腺管或囊腔，上皮细胞排列成双层，也可排成实性团块。间质中除有一些纤维结缔组织外，尚有许多淋巴细胞密集排列成大小不等的团块，或形成具有生发中心的淋巴滤泡。由腺上皮及淋巴样间质构成，上皮细胞胞质嗜酸性，上皮下间质中淋巴细胞密集。细胞形态学特征中的大嗜酸细胞及浸润散在的淋巴细胞成分（图3-32-1～3-32-3）与组织学相对应。

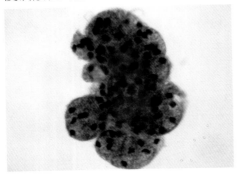

图3-32-6 良性涎腺组织（涎腺细针穿刺样本，液基制片，巴氏染色，高倍）

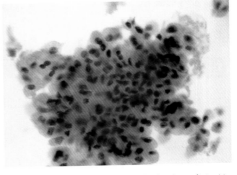

图3-32-7 涎腺嗜酸细胞瘤（涎腺细针穿刺样本，传统涂片，巴氏染色，高倍）

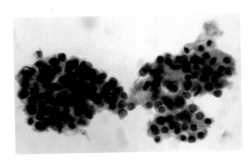

图3-32-8 涎腺腺泡细胞癌，Warthin瘤（涎腺细针穿刺样本，液基制片，巴氏染色，高倍）

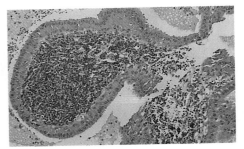

图3-32-9 涎腺warthin瘤（组织病理切片，HE染色，高倍）

（曹跃华　解建军）

病例33

病史

男性，59岁，右侧下颌部无痛性肿块，近2年来逐渐增大，细针穿刺样本涂片固定，巴氏染色（图3-33-1~3-33-3）。

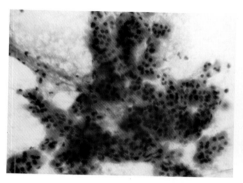

图3-33-1　涎腺细针穿刺样本（传统涂片，巴氏染色，高倍）

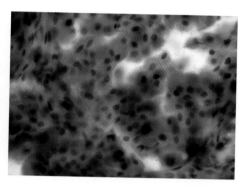

图3-33-2　涎腺细针穿刺样本（传统涂片，巴氏染色，高倍）

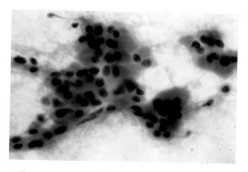

图3-33-3　涎腺细针穿刺样本（传统涂片，巴氏染色，高倍）

诊断选择

A. 涎腺淋巴乳头状囊腺瘤（Warthin瘤）

B. 涎腺腺泡细胞癌

C. 涎腺嗜酸细胞瘤

D. 涎腺基底细胞癌

显微镜下的形态

如图3-33-1～3-33-3，细胞丰富，均为形态单一的嗜酸细胞，细胞排列为片状，细胞核较温和，圆形，未见明显核仁，胞质丰富呈颗粒状，核质比不高，背景较干净，未见淋巴细胞。

细胞学最终诊断

涎腺嗜酸细胞瘤（oncocytoma，图3-33-4，3-33-5）

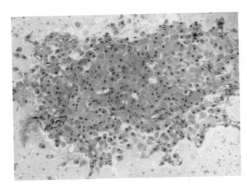 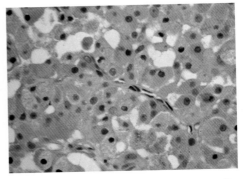

图3-33-4　嗜酸细胞瘤（涎腺细针穿刺样本细胞包埋，HE染色，低倍）

图3-33-5　嗜酸细胞瘤（涎腺细针穿刺样本细胞包埋，HE染色，高倍）

细胞形态学特征

◆ 细胞丰富，单一嗜酸细胞。

◆ 细胞间异型性小，核温和。

◆ 背景干净。

◆ 无淋巴细胞。

鉴别诊断

◆ 淋巴乳头状囊腺瘤（Warthin瘤）：二者均有片状排列的大嗜酸细胞，但Warthin瘤的样本背景中有大量的混合淋巴细胞，黏液状的无定形体及细胞碎片；嗜酸细胞瘤的背景则十分干净（图3-33-3）。

◆ 腺泡细胞癌：为恶性程度较低的腺泡细胞癌，其胞质可表现为染色较深，片状排列的细胞间异型较小而酷似嗜酸细胞瘤。在鉴别上有较大的挑战，可用特殊染色来区别。例如，嗜酸细胞瘤线粒体的磷钨酸苏木素精（PTAH）染色呈强阳性，而前者为阴性；相反，腺泡细胞癌的胞质淀粉酶PAS染色阳性，而后者阴性。

学习要点

嗜酸细胞瘤主要发生于腮腺，通常见于55~70岁，临床上表现为实性、边界清楚的小肿块。细胞形态学特征为大量形态单一的嗜酸细胞，背景干净。恶性的嗜酸腺瘤十分罕见，表现为细胞异型性大、可见病理性核分裂象。嗜酸细胞瘤的诊断要注意与Warthin瘤、腺泡细胞癌鉴别。细胞可显示不同程度的鳞状上皮化生，甚至异型改变，注意避免过度诊断。图3-33-6~3-33-9为学习参考图。

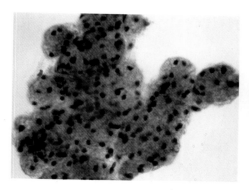

图3-33-6　良性涎腺组织（涎腺细针穿刺样本，传统涂片，巴氏染色，高倍）

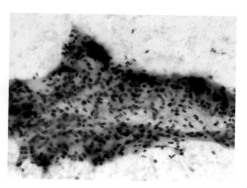

图3-33-7　涎腺腺泡细胞癌（涎腺细针穿刺样本，传统涂片，巴氏染色，高倍）

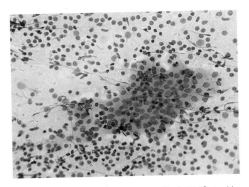

图3-33-8 涎腺Warthin瘤（涎腺细针穿刺样本，传统涂片，HE染色，高倍）

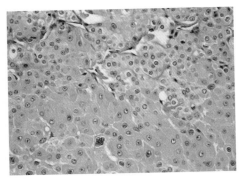

图3-33-9 涎腺嗜酸细胞瘤（组织病理切片，HE染色，高倍）

（曹跃华　解建军）

病例34

病史

女性，54岁，右下颌部无痛性包块，质软，细针穿刺样本涂片固定，巴氏染色（图3-34-1～3-34-5）。

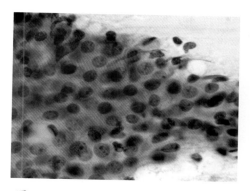

图3-34-1　涎腺细针穿刺样本（传统涂片，巴氏染色，高倍）

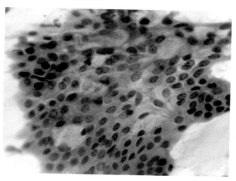

图3-34-2　涎腺细针穿刺样本（传统涂片，巴氏染色，高倍）

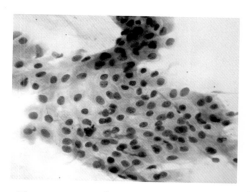

图3-34-3　涎腺细针穿刺样本（传统涂片，巴氏染色，高倍）

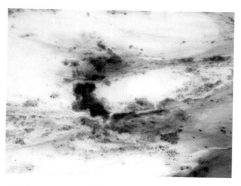

图3-34-4　涎腺细针穿刺样本（传统涂片，巴氏染色，高倍）

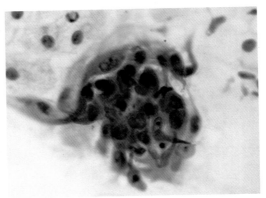

图3-34-5　涎腺细针穿刺样本（传统涂片，
巴氏染色，高倍）

诊断选择

    A. 良性涎腺组织

    B. 涎腺多形性腺瘤

    C. 涎腺腺泡细胞癌

    D. 涎腺黏液表皮样癌

显微镜下的形态

    如图3-34-1～3-34-5，样本见丰富的黏液背景中散在团状及片状细胞群，上皮细胞中有胞质富含黏液的黏液细胞、表皮样的鳞状上皮细胞及中间层细胞。有的细胞核较温和，异型性较小，而有的细胞核明显异型，核仁明显，可见分布不均的粗颗粒状染色质，以及不规则核膜。

细胞学最终诊断

    涎腺黏液表皮样癌（mucoepidermoid carcinoma，MEC，图3-34-6，3-34-7）

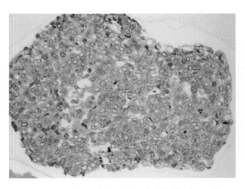
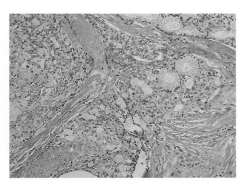

图3-34-6　涎腺黏液上皮样癌（涎腺细针穿刺样本细胞包埋，HE染色，高倍）　　图3-34-7　涎腺黏液表皮样癌（组织病理切片，HE染色，高倍）

细胞形态学特征

◆ 低级别肿瘤以黏液细胞为主，形态温和。

◆ 高级别肿瘤以上皮样细胞为主，且恶性特征明显。

◆ 见中间细胞。

◆ 胞外黏液背景。

学习要点

　　黏液表皮样癌是涎腺常见的恶性肿瘤，最常发生于儿童和成人的腮腺，也是最常见的儿童涎腺癌。按恶性程度可分为低度、中度和高度。低度恶性黏液表皮样癌以局部的反复复发为特征，表现为无痛性囊性肿块、质软；而高度恶性黏液表皮样癌通常易发生转移，临床表现为坚硬的实质性肿块，伴疼痛、皮肤改变及神经麻痹。

　　细胞形态学最关键的诊断特征是存在混合性的细胞成分，包括分泌黏液的细胞、表皮样细胞及中间细胞；至少要有其中两种细胞成分时才能诊断为黏液表皮样癌。低度恶性黏液表皮样癌表现为囊性，以形态"温和"的腺细胞为主；高度恶性黏液表皮样癌以非角化型多形性表皮样细胞成分为主。可概括为：混合性的细胞成分；腺细胞为主的低度恶性黏液表皮样癌；表皮样细胞成分为主的高度恶性黏液表皮样癌。

在本例的细胞形态（图3-34-8～3-34-11）中见到3种细胞：黏液细胞（图3-34-8中的红箭头所示），表皮样的鳞状上皮细胞（图3-34-9中的黄箭头所示），中间层细胞（图3-34-11中的蓝箭头所示）。见细胞核的异型特征（图3-34-10中的绿箭头所示），细胞形态学诊断应为中、高度的黏液表皮样癌。组织病理学切片诊断为中度黏液表皮样癌。

图3-34-7病理切片中的黏液细胞构成腺腔样结构及中间细胞，少数区域可见分化较成熟的表皮样细胞。

在鉴别诊断中应注意：低度恶性黏液表皮样癌中的黏液细胞易与良性的分泌型细胞混淆，比如多形性腺瘤（图3-34-12）的细胞，这也是涎腺细针穿刺样本中最容易出现假阴性诊断的情况。高度恶性黏液表皮样癌应注意与原发性或转移性鳞状细胞癌（图3-34-13）相鉴别。

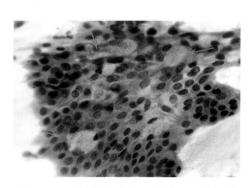

图3-34-8　涎腺黏液表皮样癌（涎腺细针穿刺样本，传统涂片，巴氏染色，高倍）

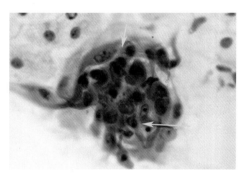

图3-34-9　涎腺黏液表皮样癌（涎腺细针穿刺样本，传统涂片，巴氏染色，高倍）

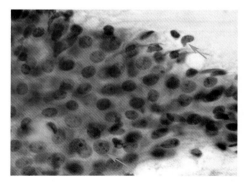

图3-34-10　涎腺黏液表皮样癌（涎腺细针穿刺样本，传统涂片，巴氏染色，高倍）

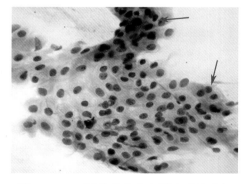

图3-34-11　涎腺黏液表皮样癌（涎腺细针穿刺样本，传统涂片，巴氏染色，高倍）

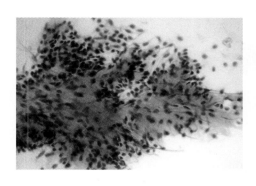

图3-34-12 涎腺多形性腺瘤（涎腺细针穿刺样本，传统涂片，巴氏染色，高倍）

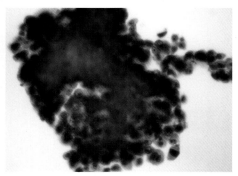

图3-34-13 鳞状细胞癌涎腺转移（涎腺细针穿刺样本，液基制片，巴氏染色，高倍）

（曹跃华 解建军）

病例35

女性，62岁，左侧颈部包块2年，边界清楚，可移动，行细针穿刺，样本涂片固定，DQ染色及巴氏染色（图3-35-1～3-35-4）。

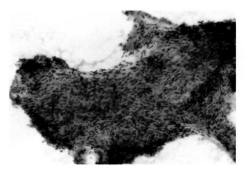

图3-35-1　涎腺细针穿刺样本（传统涂片，巴氏染色，低倍）

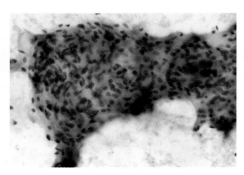

图3-35-2　涎腺细针穿刺样本（传统涂片，巴氏染色，高倍）

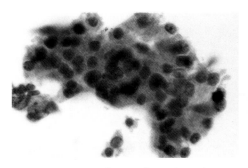

图3-35-3　涎腺细针穿刺样本（传统涂片，巴氏染色，低倍）

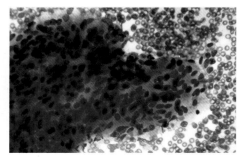

图3-35-4　涎腺细针穿刺样本（传统涂片，DQ染色，高倍）

诊断选择

A. 良性涎腺组织

B. 涎腺腺泡细胞癌

C. 涎腺Warthin瘤

D. 涎腺黏液表皮样癌

显微镜下的形态

如图3-35-1～3-35-4，集聚成团或单个分布的腺泡细胞，细胞之间有一定异型性，与正常腺泡细胞相比，核异型性较小，体积增大，核染色质加深，胞质相对丰富，呈颗粒样，核质比高。

细胞学最终诊断

涎腺腺泡细胞癌（acinic cell carcinoma）

细胞形态学特征

◆ 分化很好的单一的浆液性腺泡细胞，紧密成团排列或单个分布。

◆ 细胞多形性，体积较大，胞质丰富、有空泡。

◆ 核温和，异型性较小。

◆ 背景干净，有散在的裸核或淋巴细胞。

学习要点

腺泡细胞癌在涎腺恶性肿瘤中排第二位，通常恶性程度较低，但可复发及转移。主要发生于腮腺，40岁左右的女性常见，多为缓慢生长、边界清楚、可移动的包块。其形态特征可概括为单一的腺泡细胞、PAS染色阳性、无导管或脂肪间质。鉴别诊断包括良性涎腺组织（图3-35-5）、Warthin瘤（图3-35-6，3-35-7）、黏液表皮样癌（图3-35-8）及透明细胞肿瘤等，其中最重要的是与良性涎腺组织区别，这是常见的诊断陷阱，因为分化较好，很容易误认为是正常涎腺细胞而漏诊。最关键的鉴别特征是正常涎腺腺泡细胞排列成紧密的叶状或葡萄串样结构，而腺泡细胞癌（图3-35-9）却表现为松散的叶状结构。此例图中见坏死背景，并有淋巴细胞，注意不要误诊为"慢性炎性改变"。由于腺泡细胞癌细胞的恶性特征不明显，当碰到坏死背景及淋巴细胞浸润时，首先一定要想到腺泡细胞癌。仔细观察可见大量上皮细胞，片状及立体状空泡样胞质，而缺乏良性涎腺细胞的葡萄样结构，这些均提示细胞的明显异型，核体积较正常大而深染。注意，Warthin肿瘤（图3-35-6，3-35-7）也有淋巴细胞背景，但细胞排列为片状，而不是三维立体结构。涎腺腺泡细胞癌组织病理切片（图3-35-10），展示了腺泡样细胞排列呈微囊样排列，肿瘤细胞可见轻至中度异型。

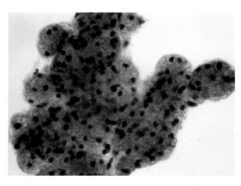

图3-35-5　涎腺良性涎腺组织（涎腺细针穿刺样本，液基制片，巴氏染色，高倍）

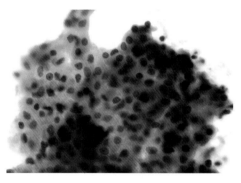

图3-35-6　涎腺Warthin瘤（涎腺细针穿刺样本，液基制片，巴氏染色，高倍）

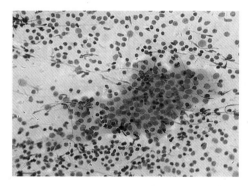

图3-35-7　涎腺Warthin瘤（涎腺细针穿刺样本，传统涂片，HE染色，高倍）

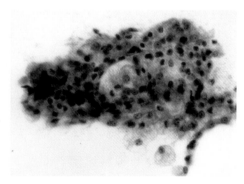

图3-35-8　涎腺黏液表皮样癌（涎腺细针穿刺样本，传统涂片，巴氏染色，高倍）

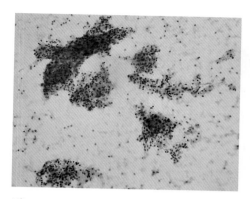

图3-35-9　涎腺腺泡细胞癌（涎腺细针穿刺样本，传统涂片，HE染色，低倍）

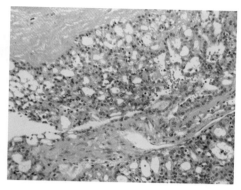

图3-35-10　涎腺腺泡细胞癌（组织病理切片，HE染色，高倍）

（曹跃华　解建军）

病例36

病史

男性，45岁，右颈部颌下渐增大的包块，细针穿刺样本涂片固定，巴氏染色及DQ染色（图3-36-1～3-36-4）。

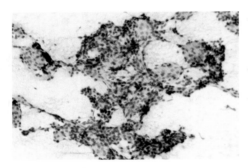

图3-36-1 涎腺细针穿刺样本（传统涂片，巴氏染色，低倍）

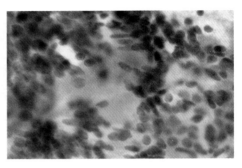

图3-36-2 涎腺细针穿刺样本（传统涂片，巴氏染色），高倍

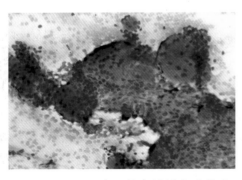

图3-36-3 涎腺细针穿刺样本（传统涂片，DQ染色，高倍）

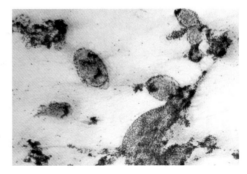

图3-36-4 涎腺细针穿刺样本（传统涂片，巴氏染色，低倍）

诊断选择

A. 涎腺多形性腺瘤

B. 涎腺基底细胞肿瘤

C. 涎腺腺样囊性癌

D. 涎腺黏液表皮样癌

显微镜下的形态

如图3-36-1～3-36-4，样本细胞丰富，见多个大小不一的三维立体的透明细胞团，上皮细胞排列紧密，细胞较温和，胞界不清，胞质少。

细胞学最终诊断

涎腺腺样囊性癌（adenoid cystic carcinoma）

细胞形态学特征

◆ 不同大小、透明立体球团。

◆ 基底样细胞。

◆ 胞质少，核较温和。

◆ PAS反应阳性。

鉴别诊断

◆ 多形性腺瘤（pleomorphic adenoma）：对比正常涎腺组织（图3-36-5），细胞的球状结构也可见于多形性腺瘤（图3-36-6），但腺样囊性癌的透明球团结构数量多，且边界十分清晰，细胞多在透明球团外围，而多形性腺瘤则是纤维基质成分包裹着肌上皮细胞。

◆ 基底细胞样肿瘤（图3-36-7）：其细胞排列的球团状可与腺样囊性癌相似，然而基底细胞样肿瘤细胞并不包绕透明球团。

学习要点

腺样囊性癌相对少见，仅占所有涎腺肿瘤的3%～5%，却是涎腺恶性肿瘤中最常见的。临床表现为生长缓慢，恶性程度高、预后差。细胞形态学特征性表现为肿瘤性上皮细胞包绕着成团均匀的透明物质，形成立体的细胞团。

上皮细胞排列紧密，胞体小而形态规则，胞质很少，核异型性小；透明球形物在巴氏染色中呈浅蓝色，在DQ染色中呈粉红色，PAS反应阳性。在下列参考学习图中可见腺样囊性癌的各种形态表现（图3-36-8～3-36-10）。在腺样囊性癌组织切片（图3-36-11）中可见瘤细胞排列呈筛孔子结构，细胞中度异型。肿瘤间质有玻璃样变。

在鉴别诊断中，注意与类似球团结构的肿瘤相区别，例如多形性腺瘤、基底细胞样肿瘤、黏液表皮样癌（图3-36-12）、肌上皮细胞癌等，鉴别的关键是腺样囊性癌细胞的形态特征：不同大小的透明立体球团，基底样细胞，胞质少，核较温和，完整的透明球团结构，边界明显清晰，瘤细胞紧密排列地包绕在球团的外围。

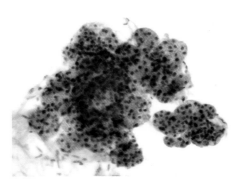

图3-36-5　正常涎腺组织（涎腺细针穿刺样本，液基制片，巴氏染色，高倍）

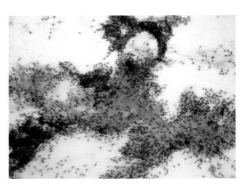

图3-36-6　涎腺多形性腺瘤（涎腺细针穿刺样本，传统涂片，巴氏染色，高倍）

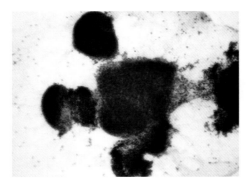

图3-36-7　涎腺基底细胞样肿瘤（涎腺细针穿刺样本，液基制片，巴氏染色，低倍）

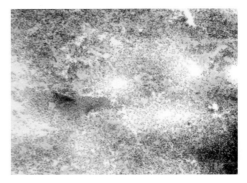

图3-36-8　涎腺腺样囊性癌（涎腺细针穿刺样本，传统涂片，巴氏染色，低倍）

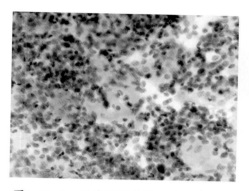

图3-36-9 涎腺腺样囊性癌（涎腺细针穿刺样本，传统涂片，巴氏染色，高倍）

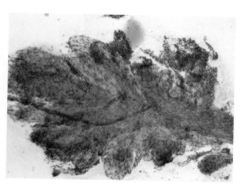

图3-36-10 涎腺腺样囊性癌（涎腺细针穿刺样本，传统涂片，巴氏染色，低倍）

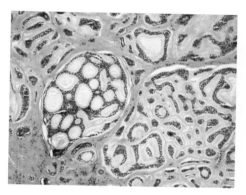

图3-36-11 涎腺腺样囊性癌（组织切片，HE染色，高倍）

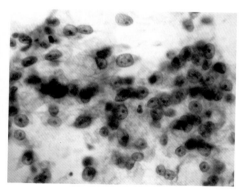

图3-36-12 涎腺黏液表皮样癌（涎腺细针穿刺样本，传统涂片，巴氏染色，高倍）

（曹跃华 杨 敏）

病例37

病史

男性，65岁，5年前右耳后包块，切除后诊断为原位恶性黑色素瘤，之后又发现淋巴结转移，多次手术切除，现又见右耳下涎腺处包块，细针穿刺样本涂片固定，DQ染色及巴氏染色（图3-37-1，3-37-2）。

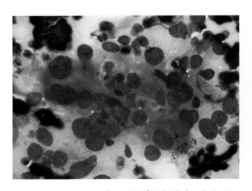

图3-37-1 涎腺细针穿刺样本（传统涂片，DQ染色，高倍）

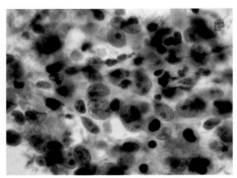

图3-37-2 涎腺细针穿刺样本（传统涂片，巴氏染色，高倍）

诊断选择

A. 涎腺霍奇金淋巴瘤

B. 涎腺基底细胞肿瘤

C. 涎腺黏液表皮样癌

D. 恶性黑色素瘤

显微镜下的形态

如图3-37-1、3-37-2，样本细胞丰富，在坏死背景中见大小不一、形态各异、松散单一的恶性肿瘤细胞，细胞边界不清，核染色质粗大、颗粒状，分布不均，酸染大核仁突出。

细胞学最终诊断

恶性黑色素瘤（malignant melanoma）

组织活检确诊

恶性黑色素瘤涎腺转移，S-100染色阳性

细胞形态学特征

- 细胞形态可以多种多样，上皮样、梭形细胞样、浆细胞样等。
- 核明显恶性特征。
- 核内假包涵体，大核仁。
- 胞质可见黑色素。
- S-100染色阳性。

学习要点

黑色素细胞瘤的瘤细胞可以有不同形态（图3-37-3～3-37-8），在细胞形态的变异上可以为浆细胞样、梭形、上皮样，甚而肉瘤样细胞。在鉴别诊断上，有时仅依据细胞形态较难判断。有助于诊断的细胞形态学特征包括：核内假包涵体（图3-37-5、3-37-6中的绿箭头），突出的"双镜影"核（图3-37-5中的黑箭头），以及胞质内的黑色素沉积物（图3-37-5中的红箭头）。免疫组化有助于确诊，一般而言，S-100阳性，HMB45（黑色素瘤）及Melan A阳性，CK阳性。在此例中除突出的大核仁外，其他细胞恶性形态特征并不明显，临床病史对诊断十分有帮助。

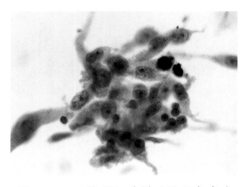

图3-37-3 梭形细胞样恶性黑色素瘤（颈部包块细针穿刺样本，传统涂片，巴氏染色，高倍）

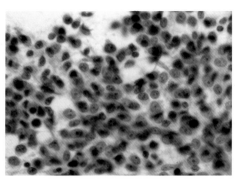

图3-37-4 恶性黑色素瘤（颈部包块细针穿刺样本，传统涂片，巴氏染色，高倍）

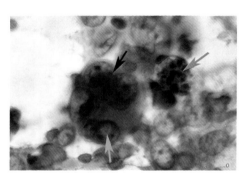

图3-37-5 恶性黑色素瘤（皮下淋巴结细针穿刺样本，传统涂片，巴氏染色，高倍）

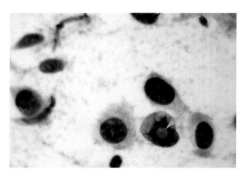

图3-37-6 恶性黑色素瘤（皮下淋巴结细针穿刺样本，传统涂片，巴氏染色，高倍）

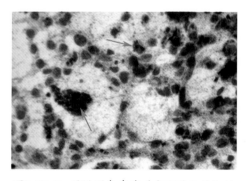

图3-37-7 恶性黑色素瘤（皮下淋巴结细针穿刺样本，传统涂片，巴氏染色，高倍）

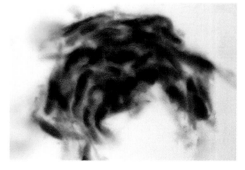

图3-37-8 恶性黑色素瘤（涎腺细针穿刺样本，传统涂片，巴氏染色，高倍）

（曹跃华 杨 敏）

病例38

病史

女性，45岁，右颈下颌部肿块，细针穿刺样本涂片固定，巴氏染色（图3-38-1～3-38-4）。

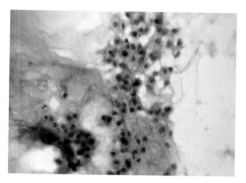

图3-38-1　涎腺细针穿刺样本（传统涂片，巴氏染色，高倍）

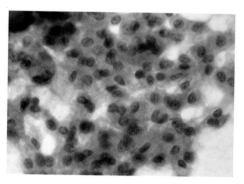

图3-38-2　涎腺细针穿刺样本（传统涂片，巴氏染色，高倍）

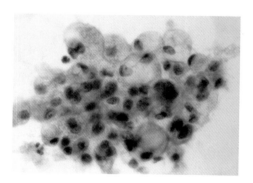

图3-38-3　涎腺细针穿刺样本（传统涂片，巴氏染色，高倍）

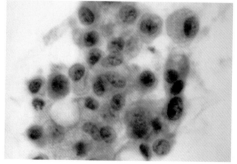

图3-38-4　涎腺细针穿刺样本（传统涂片，巴氏染色，高倍）

诊断选择

A. 涎腺良性囊肿

B. 腺癌

C. 涎腺嗜酸细胞瘤

D. 涎腺腺泡细胞癌

显微镜下的形态

如图3-38-1～3-38-4，样本示大量的蛋白样液状物背景，散在及松散聚集成群的组织细胞，未见上皮细胞，也未见恶性特征的异型细胞。

细胞学最终诊断

良性囊肿（benign cyst）

术后组织切片证实为良性囊肿。

细胞形态学特征

◆ 组织细胞，多核巨噬细胞。

◆ 囊壁上皮细胞。

◆ 坏死背景。

学习要点

本例的细胞形态十分容易被过度诊断为恶性肿瘤，可见核仁及粗颗粒状的染色质，而群聚的细胞边界不十分清楚，因而酷似恶性细胞。但仔细辨认松散聚集的细胞，展现了十分清楚而具特征性的组织细胞：泡沫状的胞质，核质比较低，核形态温和而一致。背景中见坏死的蛋白样物，而未查见恶性上皮细胞，因而可诊断为良性囊肿。组织细胞容易被初学者误认为腺癌细胞，特别是聚集成群的组织细胞，在判读中要引起注意。

（曹跃华　杨　敏）

病例39

病史

女性，24岁，右颈部颌下淋巴结肿大2周，无压痛及其他症状，行细针穿刺，样本涂片固定，巴氏染色及DQ染色（图3-39-1～3-39-4）。

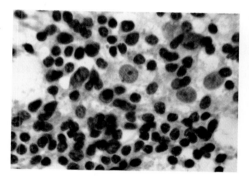

图3-39-1　颈淋巴结细针穿刺样本
（传统涂片，巴氏染色，高倍）

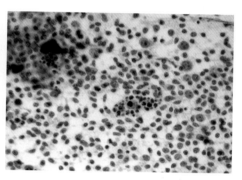

图3-39-2　颈淋巴结细针穿刺样本
（传统涂片，巴氏染色，高倍）

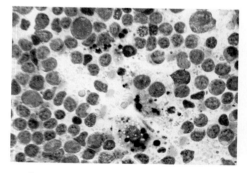

图3-39-3　颈淋巴结细针穿刺样本
（传统涂片，DQ染色，高倍）

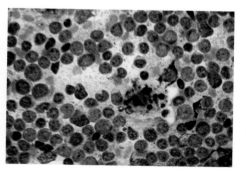

图3-39-4　颈淋巴结细针穿刺样本
（传统涂片，DQ染色，高倍）

诊断选择

A. 霍奇金淋巴瘤

B. 非霍奇金淋巴瘤

C. 反应性淋巴组织

D. 小细胞癌

显微镜下的形态

如图3-39-1～3-39-4，细胞丰富，分散单个，细胞大小不一，可见小的成熟淋巴细胞以及大的不成熟淋巴细胞，见易染小体巨噬细胞。

细胞学最终诊断

反应性淋巴组织（reactive lymphoid tissue）

细胞形态学特征

◆ 分散的多种形态的淋巴细胞群。

◆ 小淋巴细胞及滤泡中心细胞。

◆ 免疫母细胞及易染体巨噬细胞。

鉴别诊断

◆ 非霍奇金淋巴瘤（NHL，图3-39-5）：二者在形态上有时很难区别，一般而言，反应性淋巴组织的细胞体积大小的变异性较大，有易染体巨噬细胞。而非霍奇金淋巴瘤细胞间体积变异则较小，少或无易染体巨噬细胞。形态上难以确定时，用免疫表型研究（immunophentypic studies）来鉴别。

◆ 霍奇金淋巴瘤（HL）：因其细胞大小有明显的变异性，形态上十分酷似反应性淋巴组织，但霍奇金淋巴瘤的特征性R-S细胞（图3-39-6、3-39-7中的箭头所示）以及淋巴细胞的明显异型恶性特征有助于区别。

◆ 其他：如器官移植后淋巴细胞增生症（注意图3-39-8、3-39-9中的箭头所示的易染体巨噬细胞）、部分瘤细胞侵及淋巴组织，如小细胞癌（图3-39-10中的箭头所示）等。

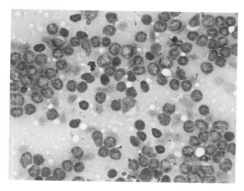

图3-39-5 非霍奇金淋巴瘤（颈淋巴结细针穿刺样本，传统涂片，DQ染色，高倍）

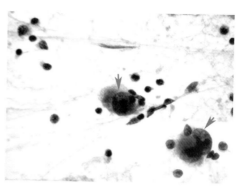

图3-39-6 霍奇金淋巴瘤（颈淋巴结细针穿刺样本，传统涂片，巴氏染色，高倍）

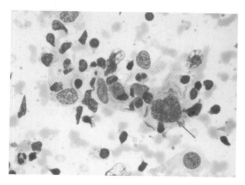

图3-39-7 霍奇金淋巴瘤（颈淋巴结细针穿刺样本，传统涂片，DQ染色，高倍）

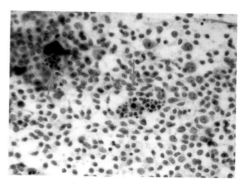

图3-39-8 反应性淋巴组织增生（颈淋巴结细针穿刺样本，传统涂片，巴氏染色，高倍）

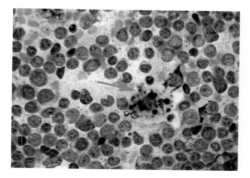

图3-39-9 反应性淋巴组织增生（颈淋巴结细针穿刺样本，传统涂片，DQ染色，高倍）

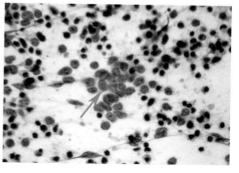

图3-39-10 小细胞癌（颈淋巴结细针穿刺样本，传统涂片，巴氏染色，高倍）

学习要点

淋巴结反应性增生十分常见，细针穿刺的目的是快速初步识别病变的良恶性。其细针穿刺样本通常呈现多种形态的淋巴细胞群，包括小淋巴细胞、滤泡中心细胞、免疫母细胞、易染体巨噬细胞（tangible-body macrophages）等成分。有时，免疫母细胞可能非常多，容易过度诊断为淋巴瘤，因此，在鉴别诊断中最具挑战性的无疑是排除淋巴瘤。若从细胞形态上无法辨别，须应用免疫表型研究，如流式细胞学来鉴别。

（曹跃华　杨　敏）

病例40

病史

男性，80岁，8年前右前臂皮肤黑色素细胞瘤，病灶已切除。现右腋下淋巴结肿大，细针穿刺样本诊断，样本涂片，巴氏染色（图3-40-1，3-40-2）。

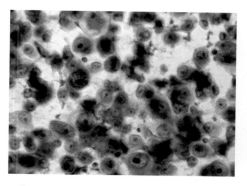 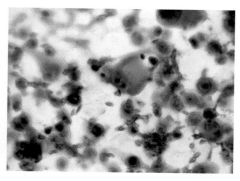

图3-40-1　右腋下淋巴结细针穿刺样本（传统涂片，巴氏染色，高倍）

图3-40-2　右腋下淋巴结细针穿刺样本（传统涂片，巴氏染色，高倍）

诊断选择

A. 腺癌

B. 恶性黑色素细胞瘤

C. 肉瘤

D. 恶性淋巴瘤

显微镜下的形态

如图3-40-1、3-40-2，细胞明显异型，形状不一，多单个散在分布，核异型明显，染色质粗而分布不均，核仁大而不规则，核质比很高，胞质内见褐色的沉积物。

细胞学最终诊断

恶性黑色素细胞瘤（malignant melanoma）

细胞形态学特征

◆ 多形性，可圆形、椭圆形、梭形等，多单个散在。

◆ 核明显异型，核仁突出，可见核内包涵体。

◆ 有时可见胞质内黑色素沉积。

◆ 黑色素标志物表达阳性。

学习要点

黑色素细胞瘤是一种恶性程度较高的恶性肿瘤，依据临床病史及典型的细胞学特征，如细胞松散分布、明显大核仁及胞质内黑色素，不难做出诊断。注意与其他恶性病变的区别：任何单个散在、明显异型的瘤细胞，均可与黑色素瘤细胞在形态上混淆，如淋巴瘤、甲状腺的肿瘤、肺腺癌、原发性肝癌、肾细胞癌。然而黑色素细胞瘤细胞的高度异型性，突出的黑色素沉积物，明显的核内胞质包涵体有助于识别（各种细胞形态特征请参阅第298页）。但并非所有的黑色素瘤均有黑色素沉积，而仅依细胞学较难做出诊断时，免疫组化的鉴别是必需的，一般而言，黑色素细胞瘤的S-100及HMB45染色为阳性，而角蛋白（Keratin）染色则为阴性。

（曹跃华　杨　敏）

病例41

病史

女性，37岁，颈部左侧气管旁皮下包块待查，无明显疼痛。细针穿刺样本涂片，巴氏及DQ染色（图3-41-1～3-41-3）。

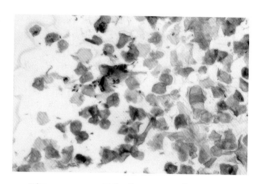

图3-41-1　颈部皮下细针穿刺样本
（传统涂片，巴氏染色，高倍）

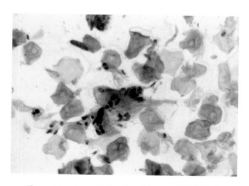

图3-41-2　颈部皮下细针穿刺样本
（传统涂片，巴氏染色，高倍）

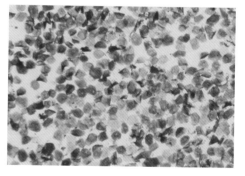

图3-41-3　颈部皮下细针穿刺样本
（传统涂片，DQ染色，低倍）

诊断选择

A. 囊性鳞状上皮病变

B. 鳞状细胞癌

C. 细针穿刺样本涂片中表皮污染

显微镜下的形态

如图3-41-1~3-41-3，见大量散在退变的无核鳞状上皮细胞，形态各异，有明显鳞状化生及过度角化，细胞核不清或由变性空泡取代，背景干净，未见坏死物。

细胞学最终诊断

囊性鳞状上皮病变（cystic squamous lesion）

细胞形态学特征

◆ 大量散在退变的无核鳞状上皮细胞。

◆ 可见细胞核小而退变。

◆ 无坏死背景。

学习要点

囊性鳞状上皮病变（cystic squamous lesion）常见于头颈部的皮下，其细胞形态学特征为大量散在退变的无核鳞状上皮细胞，可见细胞核小而退变，无坏死背景。若有创伤，则可见中性粒细胞的浸润及鳞状上皮细胞的异型（图3-41-4）。鉴别诊断的关键是排除鳞状细胞癌。若出现坏死背景，则有明显的病理学意义，要引起高度警惕，在坏死背景下见到鳞状化生的上皮细胞或胞质碎片，无论细胞的异型性如何，鳞状细胞癌的可能性较大，若未见完整的鳞状上皮癌细胞，至少应提出"疑鳞状细胞癌"的诊断。如图3-41-5、3-41-6所示，大量退变的鳞状上皮细胞，且有核的异型性，加之坏死背景，诊断为鳞状细胞癌。

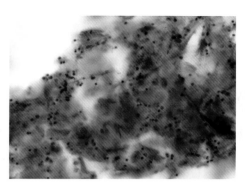

图3-41-4　囊性鳞状上皮病变（颈部皮
下细针穿刺样本，液基制片，巴氏染色，
高倍）

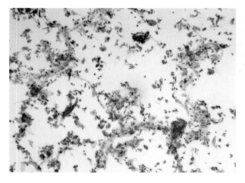

图3-41-5　鳞状细胞癌（颈部皮下细针
穿刺样本，液基制片，巴氏染色，低倍）

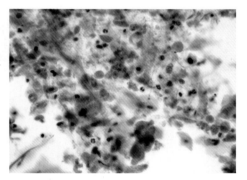

图3-41-6　鳞状细胞癌（颈部皮下细
针穿刺样本，液基制片，巴氏染色，
高倍）

（曹跃华　杨　敏）

病例42

病史

女性，45岁，常规体检，B超发现肝脏包块，在B超引导下行细针穿刺，排除肿瘤，样本涂片固定后，DQ染色及巴氏染色（图3-42-1～3-42-4）。

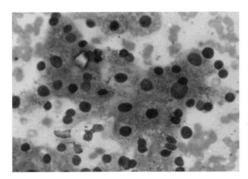

图3-42-1 肝脏细针穿刺样本（传统涂片，DQ染色，高倍）

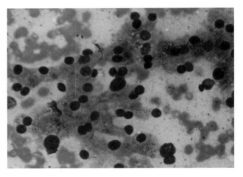

图3-42-2 肝脏细针穿刺样本（传统涂片，DQ染色，高倍）

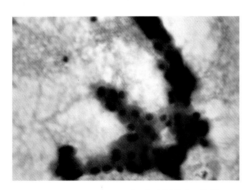

图3-42-3 肝脏细针穿刺样本（传统涂片，巴氏染色，高倍）

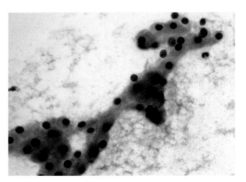

图3-42-4 肝脏细针穿刺样本（传统涂片，巴氏染色，高倍）

诊断选择

A. 良性肝组织（未见肿瘤细胞）

B. 原发性肝癌

C. 肠腺癌肝转移

D. 肾细胞癌肝转移

显微镜下的形态

样本见单个、片状排列的上皮细胞，细胞为圆形、多角形，胞质丰富，呈颗粒样，核质比不高，核圆，居中，染色质均匀、细颗粒状，核膜光滑。

细胞学最终诊断

良性肝细胞（benign hepatocytes）

未见病变细胞，不能排除肿瘤，建议重新穿刺。

细胞形态学特征

◆ 单个分布或梁状、大片状排列。

◆ 细胞呈圆形、卵圆形或多角形。

◆ 核圆、居中，染色质均匀、细颗粒状，核膜光滑，核仁明显，偶可见核内假包涵体；反应性改变时，可见双核或多核，染色质增粗，核仁大，但核质比低。

◆ 胞质丰富，颗粒样红染或嗜碱，有时可见胞质内沉积物，如脂肪、脂褐素等。

学习要点

本例临床肝脏包块，而细针穿刺样本仅见良性肝上皮细胞，有可能穿刺针未抽吸到病变部组织，因而不能完全排除肿瘤的可能。该病例的学习目的是识别良性肝上皮细胞，避免过度诊断为肿瘤，反应性肝上皮细胞可出现胞核的异型性，如突出的核仁、粗颗粒状的染色质、核质比稍增高以及核内空泡（图3-42-5），因而易被初学者过度判读为恶性病变。在诊断中注意与原发性肝癌及转移性恶性肿瘤区别。原发性肝癌（图3-42-6）的细胞形态学特征除具有肝细胞的一般性特征外，还有一些恶性特征，如边界清楚的多角形细胞但排列不规则、核质比明显高、核大、核膜不规则、核染色质不均匀、粗颗粒状等。而良性肝细胞核

311

形态温和，胞质内可见脂肪、脂褐素等。反应性良性肝细胞虽可见核染色质增粗、核仁增大，但核膜光滑，核染色质分布均匀，细胞间的异型性不大。区别转移瘤的关键是识别瘤细胞为非肝细胞来源。比较图3-42-7～3-42-9的不同形态（黄箭头示良性肝上皮细胞，红箭头示瘤细胞）。

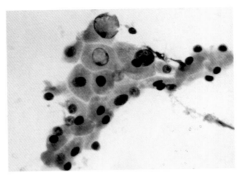

图3-42-5　反应性良性肝细胞（肝脏细针穿刺样本，传统涂片，巴氏染色，高倍）

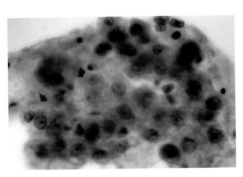

图3-42-6　原发性肝癌（肝脏细针穿刺样本，传统涂片，巴氏染色，高倍）

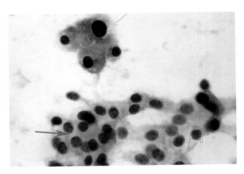

图3-42-7　肝脏神经内分泌癌（肝脏细针穿刺样本，传统涂片，巴氏染色，高倍）

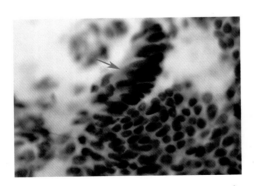

图3-42-8　结肠癌肝转移（肝脏细针穿刺样本，传统涂片，巴氏染色，高倍）

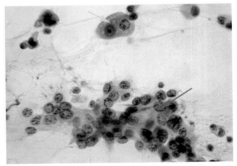

图3-42-9　腺癌肝转移（肝脏细针穿刺样本，传统涂片，巴氏染色，高倍）

（曹跃华　杨　敏）

病例43

病史

　　女性，74岁，右上腹疼痛月余，B超示肝脏包块，B超引导下细针穿刺，样本涂片固定后巴氏染色（图3-43-1~3-43-5）。

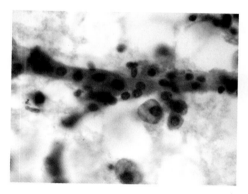

图3-43-1　肝脏细针穿刺样本（传统涂片，巴氏染色，高倍）

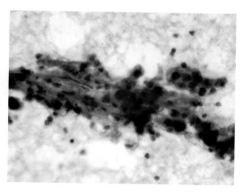

图3-43-2　肝脏细针穿刺样本（传统涂片，巴氏染色，高倍）

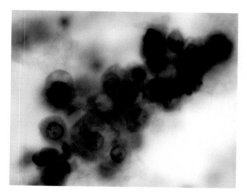

图3-43-3　肝脏细针穿刺样本（传统涂片，巴氏染色，高倍）

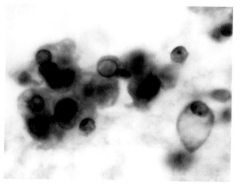

图3-43-4　肝脏细针穿刺样本（传统涂片，巴氏染色，高倍）

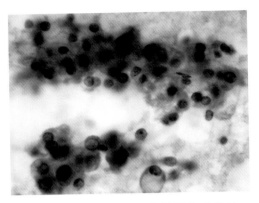

图3-43-5 肝脏细针穿刺样本（传统涂片，巴氏染色，高倍）

诊断选择

A. 腺癌肝转移

B. 良性肝细胞

C. 肝细胞癌

D. 恶性黑色素瘤肝转移

显微镜下的形态

如图3-43-1～3-43-5，细针穿刺样本细胞丰富，展现不同结构的肝细胞组织片段，细胞不规则松散聚集，见毛细血管穿行现象，而有的细胞排列成假腺泡样结构。肝细胞异型性明显，核大而圆形，核仁明显，粗颗粒样不均匀染色质，胞质内充满了脂粒样空泡，核质比高；未见肝细胞外的其他外源性细胞；背景明显肿瘤素质。

细胞学最终诊断

肝细胞癌（hepatocellular carcinoma，图3-43-6，3-43-7）

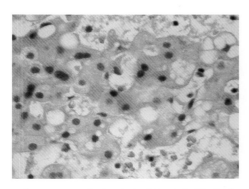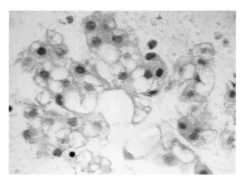

图3-43-6 肝细胞癌（肝脏细针穿刺 样本细胞包埋，HE染色，高倍）　　图3-43-7 肝细胞癌（肝脏细针穿刺 样本细胞包埋，HE染色，高倍）

细胞形态学特征

◆ 细胞单个散在或松散聚集，可以是合体状、小梁状，腺泡或假腺泡状 或不规则排列。

◆ 细胞多角形、大小不一，细胞边界清楚，核质比增高。

◆ 核大、居中，可见裸核、双核和（或）多核，核膜不规则，核内假包 涵体，染色质粗大或细小、不均匀，不规则核仁大而突出。

◆ 细胞质呈颗粒状，偶尔可见胆汁沉积；有时可见透明样物质、糖原或 脂肪泡。

◆ 通常背景干净，无胆管上皮细胞，可见恶性形态的裸核，偶尔也可有 坏死物。

鉴别诊断

◆ 胆管细胞癌：与良性肝细胞（图3-43-8）相比，胆管细胞癌（图3-43-9）具有腺泡样结构，缺乏肝细胞的形态特征。

◆ 腺癌肝转移：肝细胞癌（图3-43-10～3-43-13）的细胞特征为多角形、核居中，颗粒状胞质、形成胆汁、由内皮细胞围绕成小梁状结构。转移性腺癌（图3-43-14为结肠癌肝转移）则为柱状细胞，细胞具极性，核偏位，胞质含黏液，呈腺泡状排列。甲胎蛋白（AFP）增高倾向肝细胞癌，血清碱性磷酸酶的升高是肝转移癌的特征；而癌胚抗原（CEA）增高倾向腺癌肝转移。

◆ 肾细胞癌肝转移（图3-43-15）：肾细胞癌与肝细胞癌在形态上十分相似，例如，二者均有颗粒性胞质或透明胞质（糖原、脂质沉积），但肾细胞癌的癌细胞核偏位、核质比较低，胞质几乎透明（透明细胞癌），若能发现肾脏原发肿瘤更有助于鉴别。

◆ 恶性黑色素瘤肝转移（图3-43-16）：转移性恶性黑色素瘤有时也可酷似肝细胞癌，如颗粒状胞质、核内包涵体、散在的巨细胞，胞质内黑色素颗粒则酷似胆汁。恶性黑色素瘤以单个散在的细胞为主，肝细胞癌却可见内皮细胞围绕成小梁状的细胞团；恶性黑色素瘤细胞表达S-100及HMB45，而肝细胞癌表达CEA、AFP及Hep Par-1。

学习要点

用细针穿刺检查肝脏恶性肿瘤旨在确定病变是原发性肝肿瘤还是转移性肿瘤，以及鉴别是肝细胞癌还是胆管细胞癌。肝细胞癌发生于肝细胞，其细针穿刺样本中细胞学的重要特征可概括为：边界清楚的多角形细胞，排列不规则或小梁状；核质比高，核大、居中，核膜不规则，染色质不均匀；胞质颗粒状，有时胞质内可见胆汁（此为诊断肝细胞癌的有力证据）。细胞形态上依分化程度不同而有很大的差异；分化好的癌细胞类似肝细胞；分化差的癌细胞异型性明显，核及核仁增大且不规则，常有巨核、多核癌细胞。无论癌细胞的外观如何多变，仍然具有肝细胞的特点，如胞质含有色素颗粒，核圆形、核仁大而突出。肝脏是肿瘤转移最常见的靶器官之一，肝脏转移癌比原发癌更常见，而最常见的转移癌是腺癌。

此例为分化较好的肝细胞癌，恶性特征不是十分突出，因此区分良恶性十分重要，有的细胞质中充满了空泡状的脂质，若去除脂质，其核质比是很高的。注意良性肝细胞的胞质内不应有这种空泡状的脂质，若见此充满胞质的脂质，一般提示为癌细胞，且在条索状细胞群中见毛细血管穿行结构（图3-43-12中的红箭头所示），这在良性肝组织（比较图3-43-8）中是不存在的，加上细胞核的异型性，诊断肝细胞癌应有充足的依据。图3-43-13中的蓝箭头所示，可清楚提示具有肝细胞形态特征的恶性细胞，注意其细胞的多角形及颗粒状胞质说明其肝源性。本例学习要点为对异型特征不明显的样本应仔细分析，防止诊断不足。比较学习肝细胞癌组织病理切片（图3-43-13），有助于加强对细针穿刺样本细胞形态的理解。

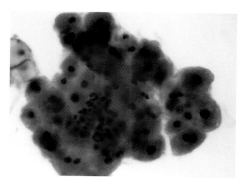

图3-43-8　良性肝细胞（肝脏细针穿刺样本，液基制片，巴氏染色，高倍）

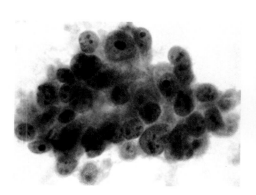

图3-43-9　胆囊癌肝转移（肝脏细针穿刺样本，液基制片，巴氏染色，高倍）

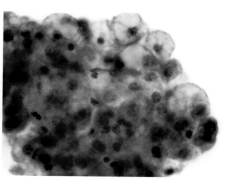

图3-43-10　肝细胞癌（肝脏细针穿刺样本，传统涂片，巴氏染色，高倍）

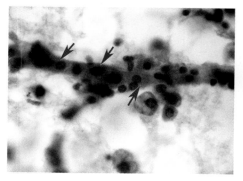

图3-43-11　肝细胞癌（肝脏细针穿刺样本，传统涂片，巴氏染色，高倍）

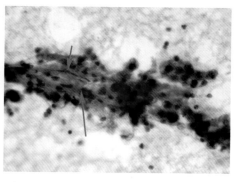

图3-43-12　肝细胞癌（肝脏细针穿刺样本，传统涂片，巴氏染色，高倍）

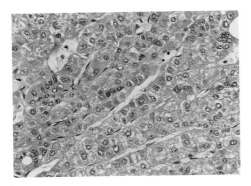

图3-43-13 肝细胞癌（组织病理切片，HE染色，高倍）

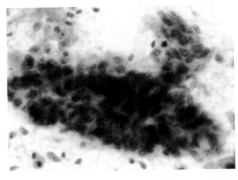

图3-43-14 结肠癌肝转移（肝脏细针穿刺样本，传统制片，巴氏染色，高倍）

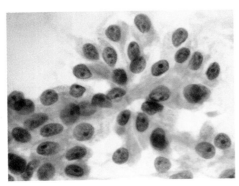

图3-43-15 肾细胞癌肝转移（肝脏细针穿刺样本，传统制片，巴氏染色，高倍）

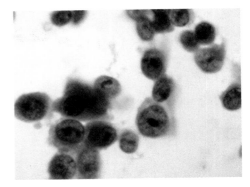

图3-43-16 恶性黑色素瘤肝转移（肝脏细针穿刺样本，传统制片，巴氏染色，高倍）

（曹跃华　解建军）

病例44

病史

男性，58岁，病史不详，腹痛2月待查，CT发现胰头处包块，B超引导下细针穿刺，涂片固定及针头冲洗液，液基制片，巴氏染色及DQ染色（图3-44-1～3-44-4）。

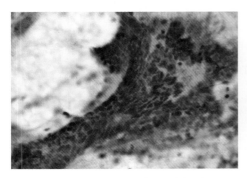

图3-44-1 胰腺细针穿刺样本（传统涂片，巴氏染色，高倍）

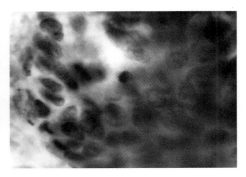

图3-44-2 胰腺细针穿刺样本（传统涂片，巴氏染色，高倍）

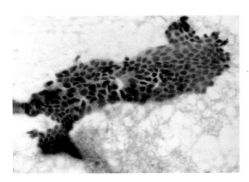

图3-44-3 胰腺细针穿刺样本（液基制片，巴氏染色，高倍）

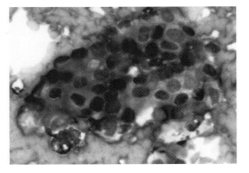

图3-44-4 胰腺细针穿刺样本（传统涂片，DQ染色，高倍）

诊断选择

A. 胰腺腺泡细胞癌

　　B. 胰腺导管癌

　　C. 胰岛细胞癌

　　D. 良性胰腺组织

显微镜下的形态

　　如图3-44-1～3-44-4，细胞丰富，为柱状导管上皮，呈紧密或疏松的片状、栅栏状、蜂窝状排列，细胞体积大小不一，核增大，核质比高，核染色质深染，核膜不规则。

细胞学最终诊断

　　胰腺导管癌（ductal adenocarcinoma of the pancreas，图3-44-5）

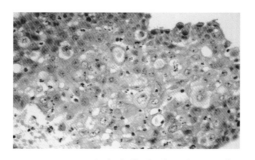

图3-44-5　胰腺导管癌（胰腺细针穿刺样本细胞包埋，HE染色，高倍）

细胞形态学特征

　　◆ 不规则的导管上皮细胞"醉蜂巢"（drunken honeycomb）样排列。

　　◆ 散在分布的具恶性特征的细胞，明显异型，胞体大小不一；核增大，核膜不规则。

鉴别诊断

　　◆ 胰腺炎（图3-44-6）：可引起导管细胞的非典型改变而酷似恶性细胞，然而其非典型的细胞单个散在较少，且核虽有增大伴核仁突出，但核染色质苍白，核膜光滑。免疫组化SMAD4（DPC4）及P53有助于区别导管癌及良性成分，导管癌的SMAD4缺失、P53阳性，慢性胰腺炎则相反。

◆ 其他良性病变（图3-44-7）：放疗效应，同样依病史及核的非典型性来判断。

学习要点

　　胰腺导管癌（图3-44-8）是最常见的胰腺肿瘤，多发生于老年人，最常见的部位是胰头。细胞形态学特点为单层柱状导管上皮，呈紧密或疏松的片状、栅栏状排列——外观似"醉蜂巢（drunken honeycomb）"样；胞体大小不一；核增大，核膜不规则。胰腺导管腺癌的细胞形态学变异范围大，高、中、低分化不等。诊断高分化导管腺癌特别需要注意观察细胞核的改变，最好有巴氏染色的涂片；诊断上一定要慎重，务必与胰腺炎、胰岛肿瘤或其他良性病变进行鉴别诊断。低分化导管腺癌一般不易误诊，但需与腺泡细胞癌、转移癌等其他恶性肿瘤相区别。部分导管癌同时具有腺癌与鳞状细胞癌的共同特点，另外还可有黏液癌的特点。

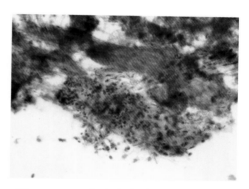

图3-44-6　胰腺脓肿（胰腺细针穿刺样本，传统涂片，巴氏染色，高倍）

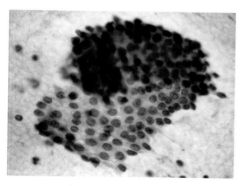

图3-44-7　良性胰腺组织（胰腺细针穿刺样本，液基制片，巴氏染色，高倍）

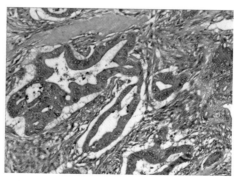

图3-44-8　胰腺导管癌（组织病理切片，HE染色，高倍）

（曹跃华　潘国庆）

病例45

病史

　　女性，81岁，无痛性黄疸，胰头肿块，肺部多个结节包块，CT引导下胰头肿块细针穿刺，涂片固定后，巴氏染色及DQ染色（图3-45-1～3-45-4）。

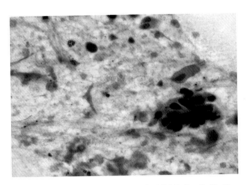

图3-45-1　胰腺细针穿刺样本（传统涂片，巴氏染色，高倍）

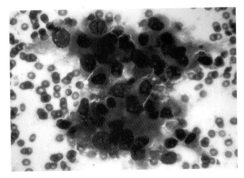

图3-45-2　胰腺细针穿刺样本（传统涂片，DQ染色，高倍）

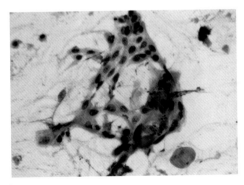

图3-45-3　胰腺细针穿刺样本（传统涂片，巴氏染色，高倍）

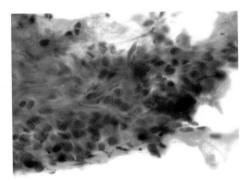

图3-45-4　胰腺细针穿刺样本（传统涂片，巴氏染色，高倍）

诊断选择

A. 胰腺腺鳞癌

B. 胰腺腺癌

C. 胰腺鳞状细胞癌

D. 肺鳞状细胞癌胰腺转移

显微镜下的形态

如图3-45-1～3-45-4，细胞丰富，在坏死碎片背景中可见片状排列恶性特征的腺上皮细胞及少数散在胞质角化的鳞状细胞癌细胞。

细胞学最终诊断

胰腺腺鳞癌（pancreatic adenosquamous carcinoma）

细胞形态学特征

◆ 恶性肿瘤的一般特性。

◆ 腺癌的形态学特征。

◆ 鳞状细胞癌的形态学特征。

学习要点

在此病例中，片状排列及团状的非角化上皮细胞群中，可见明显的细胞恶性特征，排列紊乱，细胞大小、形态不一，在图3-44-1中可见非角化上皮细胞的腺样排列及角化型鳞状细胞癌上皮细胞，核明显异型，并且在坏死背景中见散在的角化胞质碎片及具恶性特征的角化型鳞状上皮细胞，因此，此病例具有腺癌和鳞状细胞癌的细胞形态学特征，不难诊断腺鳞癌。从图3-45-5、3-45-6中可见另一视野的较多散在胞质角化的鳞状细胞癌细胞。但仅依细胞学较难判断是胰腺原发癌还是胰腺转移癌，需经免疫组化确诊。图3-45-7为胰腺腺鳞癌组织病理切片学习参考图。

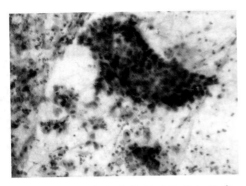

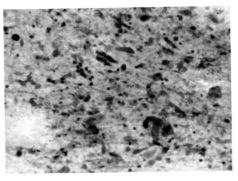

图3-45-5　胰腺腺鳞癌（胰腺细针穿刺样本，传统涂片，巴氏染色，高倍）

图3-45-6　胰腺腺鳞癌（胰腺细针穿刺样本，传统涂片，巴氏染色，高倍）

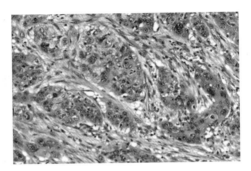

图3-45-7　胰腺腺鳞癌（组织病理切片，HE染色，高倍）

（曹跃华　王应霞）

病例46

病史

男性，63岁，胰腺癌病史，CT发现肝脏单个包块，B超引导下行肝脏细针穿刺，样本涂片固定，DQ染色及巴氏染色（图3-46-1～3-46-4）。

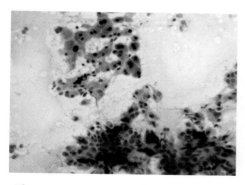

图3-46-1　肝脏细针穿刺样本（传统涂片，巴氏染色，高倍）

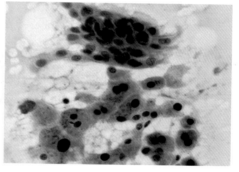

图3-46-2　肝脏细针穿刺样本（传统涂片，巴氏染色，高倍）

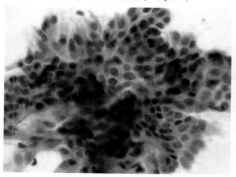

图3-46-3　肝脏细针穿刺样本（传统涂片，巴氏染色，高倍）

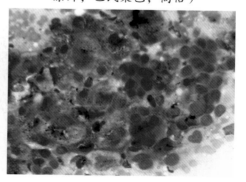

图3-46-4　肝脏细针穿刺样本（传统涂片，DQ染色，高倍）

诊断选择

A. 原发性肝细胞癌

B. 腺癌（与胰腺癌肝转移相符）

C. 良性肝组织及胆管组织

D. 鳞状细胞癌肝转移

显微镜下的形态

如图3-46-1～3-46-4，镜下见到两种形态不同的细胞，一类是胞质丰富，具有明显胆汁沉积的肝细胞，细胞及核的异型性不明显，核质比不高，为良性肝细胞。另一类细胞为片状及团状，有腺样结构，核质比明显高，核异型性明显。

细胞学最终诊断

腺癌，胰腺癌肝转移（adenocarcinoma, liver metastasis of pancreatic cancer）

细胞形态学特征

◆ 两类不同来源的细胞：良性肝细胞及恶性腺癌细胞。

◆ 腺癌细胞的恶性特征（参照相关病例）。

学习要点

在此诊断中应注意识别不同来源的细胞：是良性肝细胞、肝细胞癌的细胞还是转移性恶性瘤细胞。此例中见良性肝细胞（图3-46-5中的红箭头，图3-46-6），其形态特征为大片状排列；细胞呈圆形、卵圆形或多角形，胞质丰富，颗粒样红染或嗜碱，可见胞质内脂褐素沉积物，核质比低；核圆、居中，染色质均匀、细颗粒状，核膜光滑，核仁明显。而肝细胞癌（图3-46-7）的细胞的特征则具肝细胞的基本特征，同时具明显恶性改变。非肝脏的腺癌（图3-46-8）细胞形态可依类型不同而各有其特点，而此例细胞形态具典型腺癌特征（图3-46-2、3-46-3、3-46-5中的蓝箭头所示），且有明确病史，诊断腺癌较容易。较具挑战性的是，有时区别转移性腺癌与原发性肝细胞癌（特别是肝样腺癌）比较困难，一般而言，转移性腺癌为柱状细胞，细胞具极性，核偏位，胞质含黏液，呈腺泡状排列。甲胎蛋白（AFP）增高倾向肝细胞癌，而癌胚抗原（CEA）增高倾向转移性腺癌。

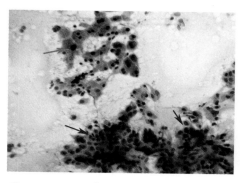

图3-46-5　胰腺腺癌肝转移（肝脏细针穿刺样本，传统涂片，巴氏染色，高倍）

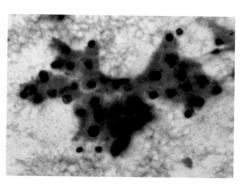

图3-46-6　良性肝细胞（肝脏细针穿刺样本，传统涂片，巴氏染色，高倍）

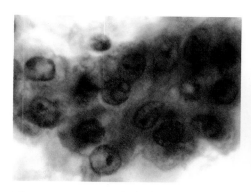

图3-46-7　肝细胞癌（肝脏细针穿刺样本，传统涂片，巴氏染色，高倍）

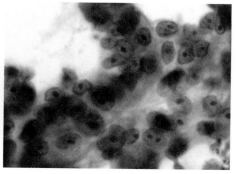

图3-46-8　胰腺腺癌（肝脏细针穿刺样本，传统涂片，巴氏染色，高倍）

（曹跃华　杨　敏）

病例47

病史

女性，74岁，左肾包块，B超引导下细针穿刺，样本涂片固定，DQ染色及巴氏染色；穿刺针头冲洗液制成细胞块，HE染色（图3-47-1～3-47-4）。

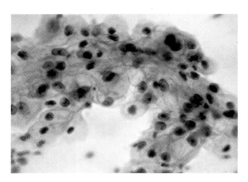

图3-47-1　肾脏细针穿刺样本（传统涂片，巴氏染色，高倍）

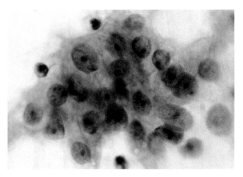

图3-47-2　肾脏细针穿刺样本（传统涂片，DQ染色，高倍）

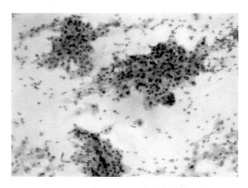

图3-47-3　肾脏细针穿刺样本（传统涂片，巴氏染色，高倍）

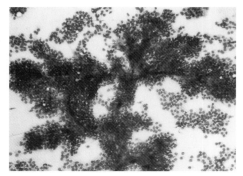

图3-47-4　肾脏细针穿刺样本（传统涂片，DQ染色，高倍）

诊断选择

A. 良性肾组织

B. 肾母细胞瘤（Wilms瘤）

C. 肾细胞癌

D. 尿路细胞癌

显微镜下的形态

如图3-47-1～3-47-4，样本细胞丰富，不规则排列、成片状，有的细胞附着于血管基底膜形成的轴心，形成乳头状排列。细胞大而不规则，胞界不清，胞核大小不一，基本为圆形，核仁大而明显突出，胞膜厚且不规则，胞质丰富，呈泡沫状大小不等的空泡。

细胞学最终诊断

肾细胞癌（renal cell carcinoma，图3-47-5）

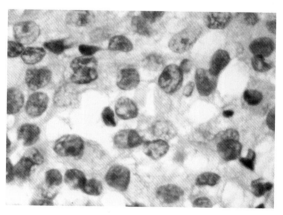

图3-47-5　肾细胞癌（肾脏细针穿刺样本细胞包埋，HE 染色，高倍）

细胞形态学特征

◆ 成群，成片相连的细胞群。

◆ 核大而圆形，核仁突出。

◆ 胞质丰富透明，细胞边界不清。

鉴别诊断

◆ 巨噬细胞：单个松散相聚且形态、大小较规则。

◆ 良性肾远曲小管细胞：无泡沫样胞质，无核异型。

◆ 良性肝细胞：有颗粒样胞质，且形态、大小规则。

◆ 肾上腺皮质细胞：细胞规则，常失去稀薄的胞质而成裸核。

◆ 其他嗜酸性细胞的肿瘤（见相关病例）。

学习要点

肾细胞癌是发生于肾小管上皮的一组恶性肿瘤，因具有丰富的血管，转移可为首发表现。最常见的转移部位是肺、淋巴结、肝、骨及中枢神经系统。当肿瘤局部出现出血及坏死时，可发生囊性病变。因此，凡肾脏的囊性病变均应仔细排查是否存在肿瘤细胞。与良性肾组织形态（图3-47-6）相比，肾透明细胞癌（图3-47-7）的细胞形态学特征（图3-47-8，3-47-9）为细针穿刺样本的瘤细胞可呈单一散在、不规则聚集成片或附着于基底膜物质形成的轴心呈乳头状排列（图3-47-9中的红箭头所示）。瘤细胞大而不规则，细胞边界不清，胞核圆形、中位，染色质粗大、深染，核仁大而突出；胞质丰富，为泡沫状小空泡（透明细胞）或嗜酸性的颗粒（颗粒细胞）。鉴别诊断中注意区别形态相似的良性成分（图3-47-6，3-47-10），以及其他部位转移的具有嗜酸细胞特征的肿瘤。

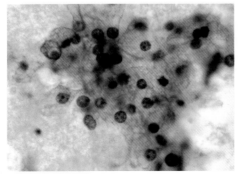

图3-47-6 肾脏细针穿刺样本，良性肾组织（传统涂片，巴氏染色，高倍）

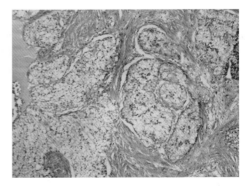

图3-47-7 肾细胞癌组织切片（HE染色，高倍）

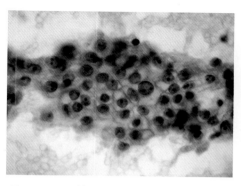

图3-47-8 肾透明细胞癌（肾脏细针穿刺样本，传统涂片，巴氏染色，高倍）

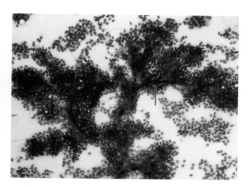

图3-47-9 肾细胞癌（肾脏细针穿刺样本，传统涂片，DQ染色，高倍）

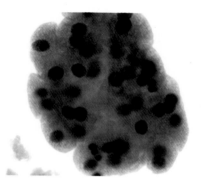

图3-47-10 良性肝细胞（肝脏细针穿刺样本，传统涂片，巴氏染色，高倍）

（曹跃华 解建军）

病例48

病史

女性,65岁,血尿2月余,右肾包块,B超引导下右肾细针穿刺,涂片固定,DQ染色及巴氏染色（图3-48-1～3-48-4）。

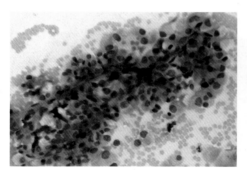

图3-48-1 肾脏细针穿刺样本（传统涂片，DQ染色，高倍）

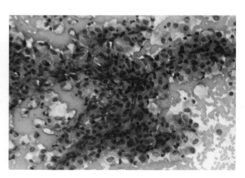

图3-48-2 肾脏细针穿刺样本（传统涂片，DQ染色，高倍）

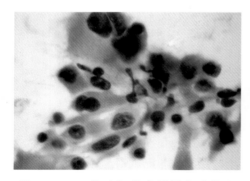

图3-48-3 肾脏细针穿刺样本（传统涂片，巴氏染色，高倍）

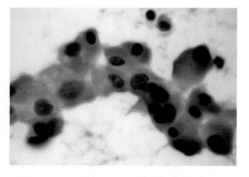

图3-48-4 肾脏细针穿刺样本（传统涂片，巴氏染色，高倍）

诊断选择

A. 肾细胞癌（肾嫌色细胞癌）

B. 肾透明细胞癌

C. 肾盂尿路上皮癌

D. 甲状腺乳头状癌，嗜酸细胞型肾转移

显微镜下的形态

如图3-48-1～3-48-4，上皮瘤细胞均具有嗜酸细胞特征：丰富的颗粒状胞质，细胞核具有明显恶性特征，核仁不明显，染色质粗而深染，在细胞群组中央见毛细血管穿行。

细胞学最终诊断

肾嗜酸细胞瘤（renal oncocytoma），倾向肾嫌色细胞癌，组织活检及术后组织切片证实为肾嫌色细胞癌（renal chromophobe cell carcinoma）

细胞形态学特征

◆ 腺泡样排列。

◆ 核异型，双核，深染的染色质，而核仁不明显。

◆ 胞质丰富，细胞边界清楚，可见嗜酸性颗粒。

鉴别诊断

◆ 肾嗜酸细胞瘤（图3-48-5）：二者均有丰富胞质及嗜酸性颗粒胞质的特点，而肾嗜酸细胞瘤的核异型较小，核小而规则。但有时仅依细胞形态较难区别二者，组织病理形态及免疫组化有助于区别。

◆ 肾透明细胞癌（图3-48-6）：肾嫌色细胞癌的细胞异型，核异型较肾透明细胞癌大，核深染、突出，核仁不明显，而透明细胞癌为核仁大而突出，胞质丰富透明。

学习要点

嫌色细胞癌为肾癌中不常见的一个类型，占肾癌的3%～5%，与染色体的缺失有关，一般预后较好。此肿瘤起源于肾集合管上皮，组织学上可分为透明细胞型和嗜酸细胞型。本例的细胞形态学特征提示为嗜酸细胞肿瘤，但仅依据细胞形态很难确定其良恶性。样本中的核异型特征倾向恶性，最终组织活检及术后切片证实为肾细胞癌。工作中较难区别嗜酸性细胞肿瘤的良恶性，在细胞学诊断中不必勉强，用"嗜酸细胞肿瘤，建议活检确诊"。由图3-48-6、3-48-7可见肾透明细胞癌胞质稀薄，胞界不清，核仁大而突出，核异型性较嫌色细胞癌小。图3-48-8供学习参考。

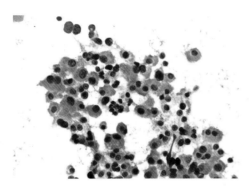

图3-48-5　肾嗜酸性细胞肿瘤（肾脏细针穿刺样本，传统涂片，巴氏染色，高倍）

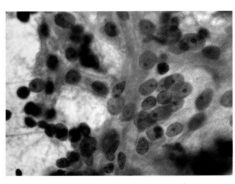

图3-48-6　肾透明细胞癌（肾脏细针穿刺样本，传统涂片，巴氏染色，高倍）

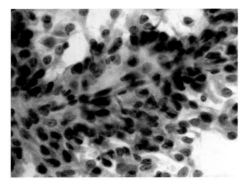

图3-48-7　肾透明细胞癌（肾脏细针穿刺样本，传统涂片，巴氏染色，高倍）

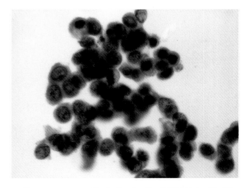

图3-48-8　尿路上皮癌（肾脏细针穿刺样本，液基制片，巴氏染色，高倍）

（曹跃华　杨　敏）

参考文献

1. 赵澄泉，杨敏. 妇科细胞病理学诊断与临床处理. 北京:北京科学技术出版社，2011.

2. 曹跃华，杨敏，陈隆文，等.细胞病理学诊断图谱及实验技术. 2版. 北京:北京科学技术出版社，2012.

3. 赵澄泉，杨敏. 细针穿刺细胞病理学. 北京:北京科学技术出版社，2014.

4. 赵澄泉，杨敏. 非妇科脱落细胞病理学. 北京:北京科学技术出版社，2016.

5. Ali SZ, Cibas ES.The Bethesda System for Reporting Thyroid Cytopathology, Definitions, Criteria and Explanatory Notes. Berlin:Springer, 2010.

6. Boerner SL, Asa SL. Biopsy Interpretation of the Thyroid. Philadelphia: Lippincott Williams & Wilkins, 2010.

7. Demay RM. The Art and Science of Cytopathology. 2nd Ed. Chicago: The American Society for Clinical Pathology Press, 2012.

8. Cangiarella J, Simsir A, Tabbara S. Breast Cytopathology. Cambridge: Cambridge University Press, 2013.

9. Cibas ES, Ducatman BS. Cytology: Diagnostic Principles and Clinical Correlates. 4th ed. Amsterdam: Elsevier, 2014.

10. Domanski HA.Atlas of fine needle aspiration cytology. Berlin:Springer,2014.

11. Nayar R, Wilbur D. The Bethesda System for Reporting Cervical Cytology Definitions, Criteria, and Explanatory Notes. Berlin: Springer, 2015.

12. Hoda RS, Loukeris K, Abdul-Karim FW.Gynecologic cytology on conventional and liquid-based preparations: A comprehensive review of similarities and differences. Diagn Cytopathol, 2013, 41（3）: 257-278.

13. Purkait S, Jain D, Madan K, et al. Combined small cell carcinoma of the lung: a case diagnosed on bronchoscopic wash cytology and bronchial biopsy. Cytopathology, 2015, 26（3）: 197-199.

14. Colgan TJ. Gynecologic cytology in Cancer Cytopathology: 20 years of massive change. Cancer Cytopathology, 2016, 124（8）: 535-537.

15. Wise O, Howard MR. Thyroid cytology: a review of current international reporting systems and emerging developments. Cytopathology, 2016, 27（3）: 161-167.

16. Mairembam P, Jay A, Beale T, et al.Salivary gland FNA cytology: role as a triage tool and an approach to pitfalls in cytomorphology. Cytopathology, 2016, 27（2）: 91-96.

病例疾病名称查询

第二部分　非宫颈细胞学病例

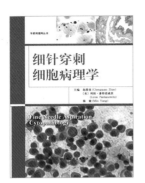

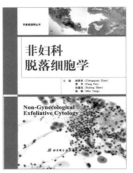

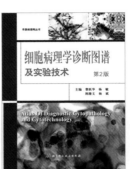

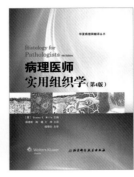

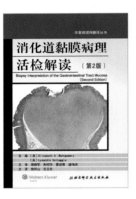

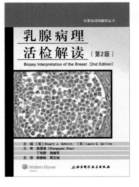

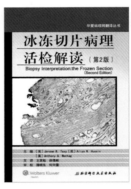

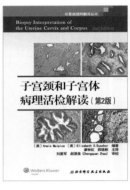

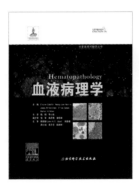

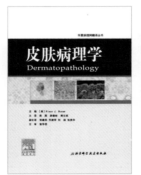

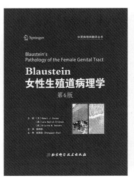

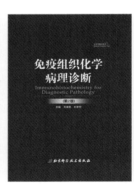

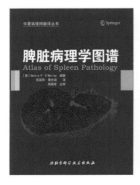

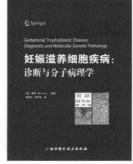

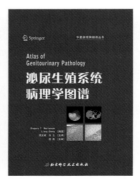

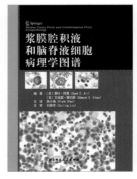